Zucker

Die (süße) tödliche Verführung

von

Michael Iatroudakis

Bibliografische Informationen der Deutschen Nationalbibliothek: Die Deutsche Nationalbibliothek verzeichnet diese
Publikation in der Deutschen Nationalbibliografie; de-
taillierte bibliografische Daten sind im Internet über
dnb.d-nb.de abrufbar.

Inhaltsverzeichnis:

Teil 3:

Einleitung

Eine süße Lüge oder Zucker ist nicht gleich Zucker

1927 wurde noch in der Zuckerwerbung behauptet „An Zucker darf nicht gespart werden – das ist grundverkehrt! Denn, der Körper benötigt ihn und Zucker nährt!" Heute über 80 Jahre später wissen wir, dass das ein Irrtum ist und das eine gesunde Ernährung auch ohne die Zucker-Industrie auskommt.

Der Mensch ist von Natur aus auf das Süße programmiert. Doch warum ist das so? Und wie wird die Gier nach Süßem, nach Zucker ausgelöst? Warum macht Zucker süchtig? Viele Fragen rund um den Zucker! Doch es ist auch nicht von der Hand zu weisen, dass der „richtige" Zucker, sofern er wohl dosiert ist, zu Gesundheit und Wohlbefinden führen kann. Im Gegensatz dazu, wenn er zu viel konsumiert wird, ist Zucker etwas, das schwer behandelbare Zivilisationskrankheiten begünstigt.

Der Suchtstoff Zucker: Auf der Welt leiden immer mehr Menschen an den Folgen eines viel zu hohen Zuckerkonsums und es wird von der Wissenschaft gewarnt, das Zuckerkonsum Folgen nach sich zieht, die schwerwiegend sind, wie beispielsweise: Übergewicht, Krebs, Alzheimer und nicht zuletzt die Zuckerkrankheit Diabetes. Die Zucker-Mafia: Die

Zucker-Produzenten haben die Politik im Griff und so wird der Verkauf weiterhin gefördert und die Nebenwirkungen verharmlost. Zucker ist ein stetiges Thema, es wird heiß diskutiert und die Wissenschaft benennt punktgenau alle Gefahren, aber dennoch werden jedes Jahr Tonnen von Zucker verbraucht.

Dieses Buch / E-Book gibt einen Überblick über Zucker, seine Wirkungsweise, die Zuckerquellen und es beantwortet viele offene Fragen, wie beispielsweise ob und wie Zucker uns krank macht. Zudem wird ein Zucker-Entwöhnungsprogramm vorgestellt, sodass Sie am Ende erfahren, wie Sie Ihren Zuckerkonsum kontrollieren bzw. auf ein gesundes Maß reduzieren können.

Fangen wir an…

Teil 1:

Die Geschichte des Zuckers

Zucker – dieser Sammelbegriff steht für alles Süße bzw. Für alle Saccharide, die über einen süßen Geschmack verfügen (Einfach- und Zweifachzucker), wobei die Handelsbezeichnung Saccharose für den Zweifachzucker genutzt wird. Zucker ist sowohl ein Genussmittel als auch ein Nahrungsmittel, wobei Letzteres über kein Mindesthaltbarkeitsdatum verfügt.

Ursprünglich stammt der Begriff „Zucker" aus dem Sanskrit: Markab steht für süß und sukkar stammt aus dem Arabischen, von wo aus der Begriff in den europäischen Sprachraum gelangte.

Wenn es um die Geschichte geht, dann ist diese viele Jahrtausende alt und ist eine Geschichte über das Zuckerrohr. Erst vor ca. 200 Jahren wurde die Zuckerrübe zu einem ernsthaften Konkurrenten des süßen Rohrs.

Die Geschichte in Stichpunkten:

• 6000 v. Chr. - In Ostasien ist das Zuckerrohr schon lange bekannt und von dort gelangte es nach Persien und Indien. Die Perser waren es, die eine Methode entwickelten mit der sie Zucker aus dem

Rohr gewinnen konnten. Dazu haben sie in kegelför-
mige Ton- und Holzgefäße heißen Zuckerrohrsaft
eingefüllt, wobei der Sirup der keine Zucker enthält,
durch eine Öffnung in der Kegelspitze tropfte und
dabei die kristallisierende Zuckermasse zurückließ.
Dabei entstand der Zuckerhut.

• 1100 n. Chr. - Es waren die Kreuzritter, die als
erste Mitteleuropäer mit dem Zucker in Kontakt ka-
men. Einer Reisebeschreibung lautet: „In den Feldern
der Ebene bei Tripolis fand man ein Honigschilf,
welches dort als zurcra bezeichnet wird." Der Zucker
gelangte mit den ersten Importen nach Europa, wo er
sich großer Beliebtheit bei den Königen und Fürsten
erfreute.

• Ab rund 1500 – weltweit wird das Zuckerrohr
auf großen Plantagen angebaut, und nach Europa im-
portiert. Zucker ist zu dem Zeitpunkt ein teures Gut.

• 1747 – Die Runkelrübe - Andreas Sigismund
Markgraf entdeckte, dass sie ebenso viel Zucker enthält wie das Zuckerrohr.

• 1801 – Der Schüler und Nachfolger von
Markgraf, Franz Carl Achard war erstmals in der Lage
aus den Rüben Zucker zu gewinnen. In Cu-
nern/Schlesien entsteht dann die erste Rübenzuckerf-
abrik der Welt.

- Ab ca. 1850 – aufgrund des Konkurrenzkampfes zwischen der Rübe und dem Zuckerrohr kommt es zu einem drastischen Preisverfall. Ab diesem Zeitpunkt entwickelt sich der Zucker immer mehr zu einem alltäglichen Bedarfsgut.

Der heutige Zuckerverbrauch

Weltweit ist Zucker nach Wert und Volumen eines der wichtigsten gehandelten Agrarprodukte weltweit. So wird Zucker in den klimatisch gemäßigten Ländern aus der Zuckerrübe gewonnen und den den tropischen wie subtropischen Ländern aus Zuckerrohr. Wie bereits erwähnt, besteht ein harter Konkurrenzkampf seit der zweiten Hälfte des 19. Jahrhunderts zwischen dem Rübenzucker und Rohrzucker. Dieser Kampf hat sich in der Mitte des 20. Jahrhunderts, genauer gesagt in den 1970iger Jahren, verschärft, aufgrund dessen das die EU zum größten Zuckerexporteur der Welt geworden ist, aufgrund ihrer Zuckermarktpolitik.

Was den Zuckermarkt in Deutschland angeht, so wurden im Wirtschaftsjahr 2012/2013 in 31.319 Betrieben Zuckerrüben angebaut. Zum Vorjahr hat sich die Anbaufläche um 3,3% verringert auf genau 345.254 ha, auf der rund 25 Mio. Tonnen Zuckerrüben geerntet wurden, die dann in 20 Zuckerfabriken verarbeitet wurden. Die Zuckererzeugung ist 5,9% niedriger ausgefallen als im Vorjahr.

In Deutschland wurden im Wirtschaftsjahr 2011/212 rund 3,1 Mio. Tonnen Zucker abgesetzt, wovon rund 85% an die Zucker verarbeitende Industrie gingen, sowie an das Handwerk und die chemische Industrie bzw. in Fermentationsbetriebe. Die restlichen 15%

sind in Form von Haushaltszucker (Raffinade, Würfelzucker, Kandis, Puderzucker u.a.) in den Discountmärkten und Lebensmittelgeschäften verkauft worden.

Achtung, hier versteckt sich Zucker!

Wenn ein Lebensmittel süß schmeckt, dann muss das „Süße" darin nicht den Namen Zucker tragen. Denn bei den Herstellern wird der Zucker auch gern unbenannt und dieser taucht dann in der Zutatenliste „getarnt" auf. Doch die wenigsten Verbraucher wissen nicht, was sich hinter diesen Bezeichnungen versteckt. Zucker tarnt sich in den Lebensmitteln, wir verraten ihnen, wo Sie ihn finden!

Zucker in Lebensmitteln wird nicht immer als Zucker bezeichnet, sondern die Hersteller deklarieren ganz bestimmte Zuckerarten häufig unter einem anderen Namen. Das hat zur Folge, das Zucker bei vielen Lebensmitteln häufig am Ende der Zutatenliste auftaucht und damit ist der Verbraucher im Glauben, das sich in dem Produkt nur wenig Zucker befindet. Doch summiert man alle Arten zusammen, dann schnellt dessen Anteil sehr schnell wieder nach oben.

„-Fose" oder „-Sirup"

Wenn Inhaltsstoffe auf der Zutatenliste mit „-Fose" oder „-Sirup" enden bzw. diese Namen tragen, dann enthält das Produkt Zucker. Zudem gilt: Je häufiger Namen mit diesen Endungen auftauchen, dann kann davon ausgegangen werden, das sich viel Zucker in dem Produkt versteckt. Daher lohnt es sich stets, einen genauen Blick auf die Zutatenliste zu werfen.

Glukose-, Maltose-, oder Fruktosesirup

Diese Siruparten werden aus Mais-, Kartoffel- oder Weizenstärke gewonnen und nicht wie vielleicht gedacht aus Zuckerrüben oder Zuckerrohr. Am Ende der Produktion entsteht eine zähe Flüssigkeit, welche aus Glucose besteht. Dieser Sirup taucht oftmals in den Zutatenlisten der Lebensmittel an erster Stelle auf, wobei der Kaloriengehalt fast ebenso so hoch ist, wie der von Zucker.

Invertzuckersirup

Wenn Saccharose bearbeitet wird, dann entsteht dabei ein Gemisch aus Trauben- und Fruchtzucker. Den Energiegehalt kann man fast vergleichen mit dem von normalem weißen Zucker in Lebensmitteln, wobei der handelsübliche Zuckersirup in den meisten Fällen aus Invertzucker besteht.

Dextrose

Das ist ein sehr gut klingender Name und das legt nahe, dass es sich bei diesem Zucker um den gesunden Traubenzucker handelt. Doch das ist meistens falsch, denn oftmals wird hier für den Zucker in den Lebensmitteln Dextrose verwendet, die industriell hergestellt wird, indem sie aus normaler Stärke gewonnen wird.

Somit kann auch Dextrose mit dem ganz normalen Zucker verglichen werden und enthält KEINE Mineralien oder Vitamine.

Maltodextrien

Ebenfalls aus Stärke wird Maltodextrien gewonnen, wobei es sich um ein Gemisch aus den verschiedensten Kohlenhydraten handelt. Häufig ist dieser „Zucker" in isotonischen Sportgetränken zu finden. Maltodextrien ist ein langkettiges Kohlenhydrat und muss daher in der Zutatenliste der Lebensmittel nicht als Zucker deklariert werden.

Natürliche Fruchtsüße

Das klingt wunderschön nach Obst und somit nach einer ganz gesunden Süße. Doch falsch gedacht, denn hierbei handelt es sich um ein Gemisch aus Fruktose und Glukose. Das heißt, dass diese „natürliche Fruchtsüße" nichts oder nur sehr wenig mit gesundem Obst zu tun hat. Die Wirkung dieser Süße kann eher der von normalem Haushaltszucker gleichgesetzt werden.

Neben den oben genannten Zuckerarten gibt es dann auch noch Süßmolke, Hefeextrakt, Weizenstärke, Lactose und Milchzucker. Da jedoch, viele der genannten Zuckerarten nicht als Zucker gelten aufgrund des deutschen Gesetzes, sollte man besonders bei den

Produkten, die als „zuckerfrei" deklariert sind, auf den versteckten Zucker achten. Dabei gilt: je weiter vorne die Zutat genannt ist, desto mehr ist davon enthalten.

Eine kleine Aufstellung, wie viel Zucker in welchem Lebensmittel vorhanden ist. Der Einfachheit zu Liebe ist die Angabe in Würfelzucker angegeben:

500 ml Flasche Ketchup: **33** Stücke Würfelzucker

1 Liter Limonade: **40** Stücke Würfelzucker

1 großer Kinderriegel: **4** Stücke Würfelzucker

1 Tafel Vollmilchschokolade: **19** Stücke Würfelzucker

1 entrahmter Fruchtjoghurt: **5** Stücke Würfelzucker

1 Fruchtzwerg: **3** Stücke Würfelzucker

1 Tüte Gummibärchen: **34** Stücke Würfelzucker

1 Liter Apfelsaft aus der Tüte: **5** Stücke Würfelzucker

150 g Götterspeise: **11** Stücke Würfelzucker

Doch damit nicht genug, denn auch sonst lauert der Zucker überall, so ist beispielsweise das morgendliche Müsli nicht so gesund, wie man meint, denn der gesunde Begleiter am Morgen schlägt mit fast 25% Zucker zu Buche. Selbst wenn Sie sich für die „ohne Zucker" Variante entschieden wird, verstecken sich in rund 40 g Müsli immer noch 2 Stücke Würfelzucker.

Selbst Obst verfügt über eine gewisse Menge Zucker – nämlich Fruchtzucker. Hier sind die Bananen der Spitzenreiter. Sie enthalten pro 100 g 17,3 g Zucker, Kirschen pro 100 g 13,2 g und Weintrauben 16,3 g pro 100 g.

Der Zuckergehalt von Trockenobst ist prozentual noch höher, denn hier wird aufgrund der Trocknung dem Obst die Feuchtigkeit entzogen und so nimmt die Konzentration des Fruchtzuckers zu. Selbstverständlich ist Obst wesentlich gesünder als andere süße Speisen und Genussmittel. Denn sie enthalten neben dem Zucker auch noch viele wichtige Vitamine, Mineralstoffe und Ballaststoffe.

So macht Zucker süchtig

Zu viel Zucker ist ungesund, das predigen Eltern stets ihren Kindern. Doch die Frage ist: „Zu viel Zucker?" und was ist „Zu viel Zucker?" Wissenschaftler haben das im Jahr 2013 an Mäusen untersucht und unterzogen diese einer Zuckerdiät. Auf die Tiere wirkten sich dabei die geringsten Zuckermengen aus.

Jeder Deutsche verzehrt statistisch gesehen pro Jahr circa 34 kg Zucker. Hier sei erwähnt, dass der Körper überhaupt keinen Zuckerersatz benötigt, denn er stellt den Zucker den er benötigt selbst aus Kohlenhydraten her. Dass wir das Süße mögen und darauf wahrlich „Lust" haben, das ist dem Menschen offenbar in die Wiege gelegt, denn bereits mit der Muttermilch erhält das Baby das erste „Süße", denn diese ist sehr süß. Des Weiteren ist "süß" bzw. ein süßer Geschmack ein Signal dafür, dass etwas genießbar und „nicht giftig" ist.

Die Nahrung war bei unseren Vorfahren sehr knapp und Zucker stand ihnen nur in der Form von Früchten oder Honig zur Verfügung. In der heutigen modernen Welt ist Zucker im Überfluss vorhanden und für die Industrie ein Milliardengeschäft. Der Haushaltszucker (chemisch Saccharose) besteht aus zwei Teilen, der Glucose (Traubenzucker) und der Fructose (Fruchtzucker).

Ist Zucker tatsächlich ein Gift?

Zucker ist für Prof. Robert Lustig von der Universität of California (San Francisco/USA) ein schwerwiegendes gesellschaftliches Problem und das im wahrsten Sinne des Wortes. Bereits seit Jahren warnt er davor, dass Zucker nicht ein Problem sei, wenn es um die Bekämpfung von Übergewicht und anderen Krankheiten geht, sondern dass Zucker DAS Problem sei.

Der Professor und seine Meinung:

„Die meisten Leute, inklusive vieler Wissenschaftler, sind der Meinung, dass Zucker deshalb gefährlich sei, weil es nur leere Kalorien sind. Wir gehen noch weiter: Zucker ist nach unserer Auffassung ein Gift, wie Alkohol, denn er wirkt im Stoffwechsel ähnlich wie Alkohol."

Die Aussage von Prof. Lustig werden nicht umstritten, sondern immer mehr Wissenschaftler bekennen sich dazu, dass Zucker ein Problem ist.

Des Weiteren ist der Professor der Meinung, dass, wenn Zucker süchtig macht und dieser überall in Massen verfügbar ist, werden die Menschen auch weiterhin Zucker konsumieren, sofern er nicht gesellschaftlich interveniert wird. Nicht anders sieht es ein deutscher Professor. Der Professor von der Universität in Heidelberg Prof. Rainer Spanagel bringt das

Problem genau auf den Punkt:

„Die Zivilisation hat die Evolution überholt. Denn die Evolution hat nicht damit gerechnet, dass Menschen einmal in einem Paradies leben würden. Und genau das tun wir heute, was die Nahrungsmittel anbelangt."

Hinlänglich ist bekannt, dass die verschiedensten Krankheiten die Folge von einem zu hohen Zuckerkonsum sind. Aber wie viel Zucker ist denn eigentlich zu viel? Ein Forscherteam der Universität of Utah in Salt Lake City/USA hat sich dieser Frage gewidmet und fütterten dafür 50% der 100 Wildtyp Mäuse mit einem zuckerhaltigen Futter. Die andere Hälfte bekam ganz normales Futter. Diese Mäuse verfügen über einen sehr natürlichen Stoffwechsel und über ursprünglichen Verhaltensweisen.

Bei dem zuckerhaltigen Futter bestanden 25% der Kalorien aus einem Glucose-Fructose-Gemisch, das auch in zahlreichen Softdrinks enthalten ist. Wenn man diese „Ernährung" auf den Menschen übertragen würde, dann käme das einer normalen täglichen Ernährung gleich zzgl. drei Gläsern Limonade, so die Forscher.

Die Forscher haben während der Studie die Tiere beobachtet im Bezug auf ihre Fortpflanzungsfähigkeit sowie ihrer Lebensdauer, so wirkte sich der

Zuckerkonsum beispielsweise bei den Weibchen auf die Lebensdauer aus, denn nach 32 Wochen Studie waren von den Zuckeresserinnen rund 33% verstorben.

Im Gegensatz zu den normal ernährten Mäusen waren es nur 17%, also gerade mal die Hälfte. Die Todesrate bei den Männchen war nicht so hoch, aber rund 25% hatten Probleme mit ihrem Fortpflanzungsvermögen. Die Forscher beobachteten das die Männchen, die mit Zucker ernährt wurden, rund 25% weniger Nachkommen gezeugt haben, als die der anderen Gruppe. Selbst im Verhalten haben die Forscher Unterschiede festgestellt: Die Zucker-Männchen haben es wesentlich seltener geschafft, einen begehrten Platz im Käfig zu erobern.

In dem renommierten Fachmagazin „Nature Communications" wurde die Studie der Wissenschaftler im August 2013 veröffentlicht. Der Studienkoordinator Dr. James Ruf sagte aus, dass Zucker selbst in den Dosen, wie der Mensch sie täglich zu sich nimmt, schädlich und nicht harmlos ist, wie bis dato angenommen.

Es fehlt das Merkmal einer Droge

Doch alles in allem fehlt dem Zucker das Merkmal einer Droge, denn es besteht kein Verlust der Selbstkontrolle, wie es beispielsweise bei Alkoholkranken der Fall ist. Ein Alkoholiker trinkt oft, bis er buchstäblich "nicht mehr kann". Eine Naschkatze dagegen streckt dagegen jedoch nach 2 Stück Käse-Sahne-Torte und einer Tafel Schokolade die Füße und hat mehr als genug.

Des Weiteren fehlt auch das Abstumpfen der „Wirkung", wie es für eine Droge typisch ist. Fernerhin gibt es auch keine Hinweise oder Informationen darauf, dass ein Mensch für Süßes, wie Schokolade, Gummibärchen oder ein leckeres Eis seine eigene Gesundheit, seinen Beruf oder seine Partnerschaft aufs Spiel setzt. All das ist für eine Droge jedoch kennzeichnend. Und letztendlich gibt es auch keinerlei Entzugserscheinungen, wenn es plötzlich nichts mehr Süßes gibt – es sei denn, dass der Hunger so gedeutet würde, doch das wäre ein wenig zynisch gedacht.

Fazit ist, Zucker ist zwar keine Droge im klassischen Sinn, und daher besteht auch kein Anlass, ihn komplett zu verteufeln, aber er sollte selbstverständlich auch nicht in Unmengen bzw. gedankenlos konsumiert werden. Denn Zucker birgt Gefahren und so heißt es auch hier, wie so oft im Leben, eine gesunde Balance zu finden.

Doch was verursacht Zucker tatsächlich in unserem Körper?

Was passiert, wenn Zucker und Kohlenhydrate in unseren Körper gelangen, was stellt er mit ihnen an? Unser Körper, mit dem wir unseren Alltag meistern, ist uns garantiert nicht mit dem Zweck überlassen, dass wir ihn sorgen- und schmerzgepeinigt über einen Großteil unseres Lebens hinweg zum Arzt und in das Krankhaus schleppen und Pillen schlucken.

Also was passiert, wenn der Zucker im Körper ankommt? (stark vereinfacht)

Kommt natürlicher Zucker im gesunden Körper an, wie beispielsweise in Form von einer Handvoll Kirschen, welche gerade frisch im Garten vom Baum gepflückt wurden, passiert Folgendes: Die Kirschen landen nach einer kurzen Reise durch den Magen im Dünndarm. Dort wird sich dann erst mal um die Auflösung der Zuckermoleküle gekümmert, was bedeutet, dass sie die Darmwand passieren und dann durch das Blut zur Leber gelangen.

Aufgrund dessen das die Handvoll Kirschen nüchtern gegessen wurden, befand sich der Blutzuckerspiegel vorher auf dem Grundwert (80 – 100 mg pro 100ml Blut). Dann steigt er langsam – innerhalb von 1 – 2 Stunden – auf ca. 120 bis 150 mg an. In der gleichen Zeit erhält die Bauchspeicheldrüse das Signal dafür, Insulin zu produzieren. Dieses ist dafür zuständig den Blutzucker wieder zu senken – wobei das auch wieder in einem Zeitraum von 1 bis 2 Stunden passiert – das er sich wieder auf seinem Grundwert befindet.

Man kann das Insulin praktisch auch mit einem Spediteur vergleichen, der Brennholz von A nach B befördert. Die Zuckermoleküle sind hier das Brennholz und der Spediteur transportiert das Brennholz eben zu den verschiedenen Zellen, welche dann daraus die Energie gewinnen. Sie verbrennen also das Holz, damit sie ihre Aufgaben optimal ausführen können.

Die aus Früchten gewonnene Glucose kommt jedoch nie pur im Körper an, sondern sie wird begleitet von Ballaststoffen, Vitaminen und lebenswichtigen Mineralien. Sie alle wirken wie eine Bremse an der Glucose und sorgen dafür, dass die Zuckermoleküle nicht zu schnell in das Blut übergehen, sondern langsam Schritt für Schritt.

Sind alle Organe ordentlich oder besser gesagt hart bei der Arbeit und im Blut befinden sich noch immer Zucker (Glukose)-Teilchen, dann werden diese von dem Insulin zur Leber transportiert. Hier werden dann die Glucose Teilchen umgewandelt in Glykogen, sodass sie einfacher aufzubewahren sind. Bei Glykogen handelt es sich um eine Speicherform der Stärke, welche eine Art Vorratskammer ist für magere Zeiten. Wenn die Hungersnöte jedoch nicht kommen, die einkalkuliert wurden vom Körper, sind die Lagerkapazitäten der Leber schnell erschöpft.

Doch das ist kein Problem für den Körper, denn dann stellt er einfach neue Lager her und diese stellen dann die sogenannten Problemzonen dar. Nur in diesen kann keine Stärke gelagert werden und deshalb wandelt der Körper das Glykogen in Fett um, welches dann dafür sorgt, dass der Bauch runder wird und die Oberschenkel ein wenig fülliger. Fazit ist, die Kleidung wird immer enger.

Wenn jedoch nach den Kirschen für eine lange Zeit keine Nahrung mehr in den Magen gelangt, dann sinkt der Blutzuckerspiegel langsam, da die Organe wie Leber, Lunge, Gehirn und Herz ohne Pause die Glucose aus dem Blut abrufen. Steigt der Blutzuckerspiegel, dann erhält die Bauchspeicheldrüse ein Signal, Glucagon in das Blut zu senden. Dieses ist im Gegensatz zu dem Insulin ein Stoff, der die Leber dazu veranlasst, das gespeicherte Glykogen freizugeben, um damit dann die Organe zu versorgen.

Bei Glucagon handelt es sich um ein Hormon, das den Blutzucker reguliert, wobei es allerdings anders wirkt als Insulin. Hier wird der Blutzuckerspiegel sehr konstant auf dem Grundwert gehalten, was zur Folge hat, dass die Organe rund um die Uhr genügend Energie erhalten.

Teil 2:

Wie Zucker krank macht

Es ist eine bittersüße Wahrheit

In fast jedem Lebensmittel ist Zucker enthalten und er ist auch nicht mehr aus unserem Leben wegzudenken. Doch man kann es schon mit der Angst bekommen, wenn man Aussagen, wie die der Stoffwechselexperten aus den USA hört: Zucker ist ein Killer und sogar einer der größten! Ganz unrichtig ist diese Aussage nicht, denn auf der ganzen Welt sind rund 35 Millionen Todesfälle auf den Konsum von Zucker zurückzuführen. Die USA fordert bereits seit einiger Zeit viel strengere Kontrollen für den Zucker, etwa in der Art wie für Alkohol und Tabak.

Unser Körper ist überfordert von zu viel Zucker

Dass wir dem Körper täglich bewusst, sowie unbewusst Zucker zuführen, das ist eigentlich ungewöhnlich. Denn in der Evolution des Menschen war der Zucker nur für eine kurze Zeit im Jahr verfügbar und das dann in Form der saisonalen Früchte. Heute sieht es ganz anders aus: In den letzten 50 Jahren hat sich der Zuckerkonsum pro Kopf verdreifacht!

Jeder nimmt im Durchschnitt jährlich ca. 35 kg Zucker laut Statistik zu sich und das ist eine sehr erschreckende und bedenkliche Zahl. Diese hohe Zahl kommt dadurch zustande, dass in vielen der Lebensmittel Zucker, ganz besonders Fruktose, enthalten ist und dass, ohne dass wir es merken. Kurz gesagt, diese Zucker-Kalorien sind völlig überflüssig, denn unser Körper benötigt nicht so viel Zucker. Der Grund: Andere Kohlenhydrate, die beispielsweise aus Nudeln, Brot oder Reis stammen, liefern bereits genügend Energie, die täglich benötigt wird.

Aber warum macht Zucker krank und wie viel Zucker ist, erlaubt?

Die Ernährungsexperten sind der Ansicht, dass, wenn täglich 50 g reiner Zucker (hier sind nicht die Kohlenhydrate aus Milch, Nudeln etc. gemeint) konsumiert wird, davon keinerlei Gefahr ausgeht. Einmal zum Vergleich: 1 Liter Cola enthält 110 g Zucker!

Sicherlich spielen bei einem Richtwert auch immer die Faktoren wie Körpergröße und Alter eine Rolle, wenn es um die tägliche Zuckerzufuhr geht. Die Faustregel heißt: Je größer der Mensch ist, desto mehr Zucker kann der Körper verarbeiten. Daher sollten Kinder auch niemals zu viel Zucker konsumieren und schon gar nicht so viel wie Erwachsene.

Essen wir mehr Zucker als für unseren Energiehaushalt benötigt wird, dann wird der süße Stoff, der überflüssig ist, nicht einfach wieder ausgeschieden, sondern er wird umgewandelt in Fett.

Egal, was uns selbsternannte Ernährungsexperten als Toleranzgrenze für Zucker empfehlen, Fakt ist, dass wir zu viel Zucker in jeder erdenklichen Form zu uns nehmen. Wir konsumieren viel zu viel (leere) Kohlenhydrate, sei es in Form von Getreideprodukten, Fertigprodukten, Fast-Food, Süßigkeiten usw.

Der beste gesundheitliche Weg ist immer noch, das übertriebene Verlangen nach Süßem sich in Etappen abzugewöhnen und die natürliche Süße von Früchten, Gemüse (Karotten, Süßkartoffeln usw.) oder gar in kleinen Mengen von Bio-Honig, zu genießen.

Nebenbei erwähnt: Wer meine Bücher die Steinzeiternährung und die Ketogene Diät kennt, sollte auch über seinen Konsum von Getreideprodukten gründlich nachdenken.

Zuckerkonsum – er führt zu unzähligen Symptomen

Zucker kann nicht nur die folgenden Symptome auslösen, sondern kann auch direkt an der Entstehung von Krankheiten beteiligt sein.

- **Antriebs- und Energielosigkeit**

- **Angstzustände**

- **Magen und Darmprobleme (Völlegefühl usw.)**

- **Pilzbefall**

- **Menstruationsbeschwerden**

- **Blähungen**

- **Konzentrationsschwäche**

- **Schlafstörungen**

- **Nervosität**

- **Unerklärliche Müdigkeit**

- **Durchfall und Verstopfung**

- **Bis hin zu einer geistigen Verwirrtheit...**

Was besonders interessant ist, dass der Körper sehr anfällig wird, für „Infektionskrankheiten". Der Grund: Das Immunsystem kann im wahrsten Sinne des Wortes nicht mehr, es liegt am Boden und ist nicht mehr in der Lage den Körper ausreichend zu schützen. Gehen wir näher auf die Folgen von Zucker und deren Symptomen ein!

Fettleibigkeit

Zucker besteht aus 100 Prozent aus Kohlenhydraten und dennoch macht er uns dick, wie kommt das? Die Antwort ist, dass der Zucker uns nur dann dick macht, wenn der Energiebedarf, den der Körper für den Tag benötigt, bereits gedeckt ist. Das heißt, wenn der Körper Zucker in überflüssiger Menge erhält. So erklärt es Dieter Johnson vom deutschen Institut für Ernährungsforschung, das sich in Potsdam befindet.

Also Zucker macht dick, da der Tagesbedarf an Energie bereits in Form von anderen Kohlenhydraten gedeckt wird, wie beispielsweise durch die in Kartoffeln enthaltene Stärke. Diese wird dann vom Körper bis hin zur Glukose abgebaut, welche dann in Energie umgewandelt wird. Somit ist die Zufuhr von Zucker überflüssig beispielsweise in Form von Gummibärchen, Schokoriegeln, süßer Limonade oder purem Zucker, denn sie alle sind nur „leere" Kalorien. Aufgrund dessen haben sie – sehen wir einmal von dem Genussfaktor ab – keine Existenzberechtigung auf unserem Speiseplan, denn der Körper verwandelt diese nur in Fettreserven um diese in schlechten Zeiten zu nutzen.

Adipositas – Fettleibigkeit gilt in Deutschland nur indirekt als Erkrankung, sondern wird eher als ein körperlicher Zustand bezeichnet oder als eine chronische Gesundheitsstörung. Doch gerade das

Übergewicht bzw. Adipositas gehören zu den wichtigsten Ursachen, wenn es um Folgeerkrankungen geht wie beispielsweise Verkalkung der Herzkranzgefäße, Diabetes Typ 2, Krebs, Bluthochdruck sowie auch verschiedener orthopädischer sowie psychischer Leiden. Es werden ca. 5% aller Gesundheitsausgaben auf die Fettleibigkeit und ihre Folgen angerechnet in den Industrieländern.

Doch nicht nur das Ausmaß des Übergewichts bestimmt das persönliche Gesundheitsrisiko, sondern auch die Fettverteilung. Damit diese ermittelt werden kann, wird der Taillenumfang gemessen. Wenn dieser einen Wert von 102 cm bei den Männern übersteigt und 88 cm bei Frauen, dann wird bereits von einem erhöhten Risiko gesprochen in Bezug auf Folgeerkrankungen.

Dass der Mensch an Übergewicht und Adipositas leidet, ist zumeist eine Kombination aus einem ungesunden Lebensstil, sprich: zu wenig Bewegung und zu viel Energie durch kohlenhydrathaltige Kost. Selbst psychische Faktoren können eine große Rolle spielen wie zum Beispiel Frust oder Stress. Andere Faktoren seien mal dahingestellt.

Das dicke Ende

Übergewicht und Fettleibigkeit sind im wahrsten Sinne des Wortes ein Massenphänomen, denn nur

1/3 der deutschen Männer verfügt über ein Normalgewicht und bei den Frauen sind es ca. 50%. Die
jüngsten Erhebungen zeigen, dass jeder fünfte
Deutsche adipös ist, was bedeutet, dass er nicht nur
ein paar kleine Problemzonen mit sich herumträgt,
sondern dass er seine Gesundheit stark gefährdet. Die
Fettleibigkeit in den USA steht sogar an der zweiten
Stelle, wenn es um die Todesursache geht.

Viele der Krankheiten und Gesundheitsrisiken entstehen aufgrund von Übergewicht, wie beispielsweise
das metabolische Syndrom. Bei diesem handelt es sich
um eine Kombination aus Bluthochdruck, Diabetes
Typ 2 und einer Fettstoffwechselstörung, welches zur
Arteriosklerose führt und sogar im schlimmsten Fall
zu Schlaganfall und Herzinfarkt.

Des Weiteren steigt, aufgrund der Fettleibigkeit, auch
die Gefahr für Gallensteinleiden, nächtliche
Atemaussetzer (Schlaf-Apnoe-Syndrom) sowie Atem-
beschwerden. Ebenso häufig treten Krankheiten und
Symptome auf, wie etwa: sexuelle Störungen, bestimmte Krebsformen, Schmerzen im Rücken, Ar-
throse in den Hüften oder Knien. Selbst Diabetes des
Typs 2 tritt bei den Übergewichtigen und Adipösen
wesentlich häufiger auf, als bei jemanden, der über ein
„Normales" Gewicht verfügt

Übergewicht und Diabetes …

….hängen oftmals zusammen, das heißt, dass viele Menschen die an Diabetes Typ 2 erkrankt sind, auch unter Übergewicht leiden. Hier wäre es von großem Vorteil, wenn Gewicht reduziert würde, denn dadurch vereinfacht sich die Diabetestherapie um einiges. Reduziert der Diabetiker Gewicht, dann verbessern sich auch Schritt für Schritt die Blutzuckerwerte und ein verbesserter Blutzuckerwert hat zur Folge, dass sich die Gesundheit leichter steuern lässt. Doch Studien weisen auf, dass nur ca. 10 bis 15% der Betroffenen eine Gewichtsreduktion von mindestens drei Jahren durchhalten.

Des Weiteren zeigen die Studien auch auf, dass Diabetiker nicht so einfach abnehmen können, wie Menschen die nicht an Diabetes erkrankt sind. Heute liegt der Schwerpunkt bei der Beratung daher nicht auf der Gewichtsreduktion, sondern eher darauf, während der Diabetestherapie nicht an Gewicht zuzulegen. Viele Diabetiker haben das Problem, dass sie bei Beginn der Therapie zunehmen. Der Grund dafür ist, das aufgrund der verbesserten Therapie und des Stoffwechsels, die Nahrung vom Körper wieder besser verarbeitet werden kann.

Früher wurde noch empfohlen, um sein Gewicht langfristig zu reduzieren und zu halten, eine gesunde Mischkost, die kalorienreduziert war. Bei den heutigen Therapien jedoch ist es erlaubt, seine Mahlzeiten zu variieren oder sogar wegzulassen.

Heute ist es wesentlich Erfolg versprechender, wenn der Fett- und noch wichtiger der Zuckerkonsum reduziert wird und stattdessen Kohlenhydrate zu sich genommen werden, in Form von Gemüse und Obst. Aufgrund der modernen Form der Diabetestherapie können auch Menschen mit Diabetes so gesund abnehmen.

Arteriosklerose

Herzinfarkt, Schlaganfall und andere Durchblutungsstörungen sind oftmals die Folge von Gefäßverkalkung. Umgangssprachlich heißt es, dass die Adern „verkalken", womit die Arteriosklerose gemeint ist. Dabei handelt es sich um eine chronische Erkrankung der Schlagadern/Arterien, in denen das Blut vom Herz in die Organe, Muskeln und das Gewebe geleitet wird.

Während einer Arteriosklerose lagern sich aus Fett und Kalk die Plaques ab, was zur Folge hat, dass die Gefäßwand sich verändert. Diese wird starrer und dicker und die innere Öffnung verengt sich, sodass das Blut nicht mehr so gut hindurchfließen kann. Die Folge: Durchblutungsstörungen. Im schlimmsten Fall kann es sogar dazu kommen, dass sich ein Pfropf aus Blutplättchen bildet – der sogenannte Thrombus. Ist das der Fall, dann kann es zu einem kompletten Gefäßverschluss kommen, dem Infarkt.

Alle Arterien können von der Arteriosklerose befallen werden. In den meisten Fällen kommen die gefährlichen Durchblutungsstörungen allerdings am Herz und an den Halsschlagadern vor. Die Arterienverkalkung ist eine der Hauptursachen für Herz-Kreislauferkrankungen wie beispielsweise Herzschwäche, Schlaganfall und Herzinfarkt. In der westlichen Welt ist die Arteriosklerose bei ca. 50% der

Todesfälle schuld. Zudem wird dem Konto der Arterienverkalkung auch Durchblutungsstörungen in den Beinen gutgeschrieben, wie das „Raucherbein" oder die „Schaufensterkrankheit".

Die Ursachen

Bluthochdruck, Diabetes (Diabetes mellitus), Rauchen und zu schlechte Blutfettwerte, hier vor allem die hohen LDL-Cholesterin-Werte, sind die wichtigsten Risikofaktoren für die Arterienverkalkung. Bereits in unseren Erbanlagen tragen wir eine Neigung zur Arteriosklerose in uns und dann mit steigendem Alter nimmt auch das Risiko zu, daran zu erkranken.

Das Problem ist, das die Gefäßverkalkung zu Beginn sich nicht bemerkbar macht in Form von Beschwerden und so bleibt sie für eine lange Zeit unbemerkt. Ein Hinweis auf Arterienverkalkung kann beispielsweise Erektionsstörungen sein. Daher sollte man bei Potenzschwierigkeiten eine Untersuchung beim Arzt erwägen.

Nach wie vor gilt als Hauptverursacher von Herz-Kreislauf-Erkrankungen eine zu fettreiche Nahrung. Das Paradoxe jedoch ist, einen Zusammenhang zwischen gesättigten Fettsäuren und der Erkrankung von Herz bzw. Herzgefäßen bleibt bis dato unauffindbar. Und obwohl die Wissenschaft seit mehreren Jahren keine Beweise für einen solchen Zusammenhang vorlegen kann, gilt gesättigtes Fett im Volksmund als ungesund und krankheitsfördernd.

Kleiner Exkurs: Wie die Fettphobie entstand

Es war ein einziger Wissenschaftler - Ancel Keys - der in den 50er Jahren dafür sorgte, dass große Bevölkerungsteile der Vereinigten Staaten und darüber hinaus eine Ernährungsumstellung vollzogen, die nicht zu ihrem Guten war. Oder, wie Buchautor Peter Königs es ausdrückte: "Die manipulierten Studiendaten des Ernährungsforschers Ancel Keys ruinieren die Gesundheit von Millionen Menschen." (Königs, 2010).

Derselbe Keys, der für die Ami-Soldaten im Zweiten Weltkrieg die sogenannte „K-Ration" („Keys-Ration") erfand, vertrat zu jener Zeit die Theorie, dass fetthaltige Nahrung auch gleichzeitig das Risiko für Herzinfarkte und Schlaganfälle erhöhe. Um seinen Vermutungen zu bestätigen, versuchte Keys in mehreren Anläufen die schädliche Auswirkung von Fett auf das Herz-Kreislauf-System anhand von Studien zu beweisen.

1958 erschien seine erste Publikation, in der er die Korrelation von Fettkonsum und dem CHD-Risiko aufzeigte. In dieser statistischen Untersuchung, bei der Keys die Werte von rund 7 Ländern aufführte zeigte sich eine beachtenswerte Beziehung zwischen der Aufnahme von gesättigten Fetten und der Gefahr des Herzrisikos. Japan, in dem der Konsum von Fett relativ gering ausfiel, besaß das geringste Risiko, während die Vereinigten Staaten auf der anderen Seite viel Fett konsumierten und auch tendenziell viel öfter an Komplikationen mit dem Herz-Kreislauf-System starben.

Zur Verfügung standen die Daten aus 22 Ländern, während Keys allerdings nur 7 davon in seiner Studie aufführte. Warum? Ganz einfach: Nahm man die Daten aller Länder ins Kalkül auf, löste sich die Korrelation von Fettaufnahme und CHD-Risiko schier in Luft auf.

Keys zeichnet verantwortlich die sogenannte Fett-Hypothese, nach der gesättigte Fettsäuren Herz-Kreislauf-Krankheiten verursachen. Wissenschaftlich belegen konnte Keys seine Schlussfolgerungen nicht, dennoch wurde diese These als Wahrheit erkannt und in den darauf folgenden Jahrzehnten die Ernährungs-empfehlungen danach ausgerichtet - mit fatalen Folgen. Ausgerechnet Diabetes und Herz-Kreislauf-Erkrankungen verursachende Kohlenhydrate (Zucker) wurden als Ersatz für zu viele gesättigte Fette wie sie in Fleisch vorkommen, empfohlen. Tierische Fette wurden regelrecht verteufelt und die gesättigten Fettsäuren der tropischen Öle gleich mit.

Diese These passte in das wirtschaftliche Konzept zahlreicher Konzerne, die Soja- und Mais-Produkte vermarkteten.

So wurden auch entsprechend weitere Forschungen gefördert.

Der wirtschaftlich bedingte Grund, die neuen Absatzmärkte Soja oder Mais zu stärken war auch, dass die Lebensmittelindustrie ein Verfahren entwickelte zur Hydrierung von Ölen, um sie haltbar zu machen. Dabei entsteht auch die Margarine oder hydrierte Speiseöle für Fertigprodukte. Die Vorteile für die Industrie waren niedrigere Produktionskosten und höhere Gewinne - Grund genug, die Vorteile des Kokosöls nicht zu bewerben. (Quelle: Dr. Mary Newport im Interview mit "Zentrum der Gesundheit", 2012)

Anstelle des Kokos- und Palmöls wurden Öle mit ungesättigten Fettsäuren in den Speiseplan aufgenommen. Diese sind zum Kochen, Braten und Backen ungeeignet, da sie bei Erhitzen gesundheitsschädliche Transfettsäuren bilden.

Als Brotaufstrich waren sie - anders als Kokosfett - ebenfalls nicht geeignet. So wurden gehärtete und gesättigte Fette wie Margarine verstrichen. Königs dazu: „Ein Großteil der Zunahme an Herz-Kreislauf-Erkrankungen, Krebs, Diabetes und anderen Krankheiten (ist) auf die Verwendung dieser künstlich erzeugten Transfette zurückzuführen.

Tatsächlich hat es den Anschein, dass eine gezielte Kampagne gestartet wurde.

Das Problem ist wie erwähnt, dass in der Bevölkerung - aber auch bei namhaften Ernährungswissenschaftlern und -beratern - nach wie vor die Meinung vorherrscht, dass gesättigte Fettsäuren grundsätzlich ungesund seien. "Gesättigtes Fett ist zu einem Übeltäter abgestempelt worden, den man um jeden Preis vermeiden müsse" (Fife 2004, S. 57). Der Grund hierfür sei, dass angenommen wird, dass gesättigte Fette von der Leber in Cholesterin umgewandelt werden, womit das Risiko einer Herz-Kreislauf-Erkrankung wachse.

Fife führt jedoch an, das bei vielen Patienten, die an einer Herz-Kreislauf-Erkrankung versterben, der Cholesterinspiegel nicht erhöht sei, zudem gebe es zahlreiche "Mittäter" wie Rauchen, Diabetes, Adipositas, Stress, Bewegungsmangel und ähnliche, hinlänglich bekannte, Risikofaktoren für die Gesundheit.

Die gesundheitsfördernden Funktionen der Fettsäuren in Kokosnüssen, so Dr. Mary Enig werden allerdings nach und nach wieder entdeckt: "Aufgrund jüngster Berichte der amerikanischen Gesundheitsbehörde FDA, die eine Kennzeichnung der Transfettsäuren fordern, wird Kokosöl in eine wettbewerbsfähigere Position gehoben, was ihm zur Rückkehr in die Back- und Schnellimbiss-Industrie verhelfen kann, wo es seit jeher wegen seiner Funktionsvielfalt geschätzt wird.

Jetzt kann es für eine weitere Eigenschaft Wertschätzung erlangen: Die Verbesserung der menschlichen Gesundheit."

(Das war ein Auszug aus dem Buch: Das Kokosöl: Dass Geheimnis äußerer Schönheit, stabiler Gesundheit und grenzenloser Energie [Anti-Aging, Herz-Kreislauferkrankungen, Alzheimer]

Schuld an Arteriosklerose, Herzinfarkt und Co: Zucker

Prof. John Yudkin, der Leiter des Ernährungswissenschaftlichen Institut der Londoner Universität, hat nach zahlreichen Untersuchungen festgestellt, dass der übermäßige Verzehr von Industriezucker für die Zunahme des Herzinfarktes verantwortlich ist, der in Kaffee, Kuchen, Süßigkeiten, süßen Getränken usw. genossen wird.

Prof. John Yudkin ist der festen Ansicht, dass in England 100 000 Menschen und mehr jährlich weniger stürben, wenn niemand mehr als 125 g Zucker wöchentlich zu sich nehmen würde.

Hier war es Prof. John Yudkin, der feststellte, dass bei der Entstehung der Arterioklerose und dem Herzinfarkt die raffinierten Kohlenhydrate eine entscheidende Rolle spielen und nicht eine fettreiche Nahrung.

Sein Kollege Prof. Dam (Dänischer Nobelpreisträger) konnte in einem Experiment an Hamstern Cholesteringallensteine erzeugen, wenn er den Versuchstieren kein Fett, sondern reinen Zucker und Peinmehlprodukte verabreichte.

Auf dem internationalen Kongress "Ernährung und koronare Herzkrankheiten" 1982 in München wurde referiert, das sich in Versuchen mit zuckerreichen Diäten nachweisen lässt, dass die Blutfette durch Zucker beeinflusst werden. Des Weiteren kam zur Sprache, dass man mit Zucker einen Erwachsenen-Diabetes auslösen kann und dass bei ihnen sämtliche Vorbedingungen, Symptome und Risikofaktoren der koronaren Herzkrankheiten sich erzeugen lässt.

Von Dr. W. Lutz wissen wir schon aus den Jahren 1962/1963, dass kohlenhydratarm ernährte Hühner auch im hohen Alter keine Arteriosklerose bekamen. Bei kohlenhydratreich ernährten Hühnern lag der Cholesteringehalt der Hauptschlagader wesentlich höher als bei normal ernährten Kontrolltieren bzw. Versuchstieren.

Dass es zwischen dem Zuckerstoffwechsel und den arteriosklerotischen Gefäßschäden, von denen man weiß, dass sie heute schon in jungen Jahren beginnen, ein Zusammenhang besteht, geht die Tatsache hervor dass:

70 % aller Zuckerkranken an arteriosklerotischen Komplikationen sterben und dass

90 % aller Zuckerkranken, deren Erkrankung länger als zehn Jahre besteht, eine Arteriosklerose aller Gefäße aufweisen.

Buch-Tipp:

Mehr unter: Leben ohne Brot: Die wissenschaftlichen Grundlagen der kohlenhydratarmen Ernährung, Dr. Lutz

Pur, weiß, tödlich. - Warum der Zucker uns umbringt - und wie wir das verhindern können von Prof. Dr. John Yudkin

Die Behandlung

Mit der richtigen Therapie und einer gesunden Lebensweise ist es möglich, die Arteriosklerose zu bremsen oder sie sogar im besten Fall teilweise rückgängig zu machen.

Des Weiteren besteht manchmal die Möglichkeit, mit einem Eingriff eine Verbesserung der Durchblutung zu erzielen. Bei diesem Eingriff dehnen die Ärzte die Gefäßstellen mit einem Ballonkatheter. Anschließend wird dann diese Stelle mit einer winzigen Gefäßstütze stabilisiert, dass die Form eines Gittergeflechtes

(Stent) hat. Diese Technik wird auch am Herzen – im Form eines Herzkatheters – sowie an den Hirnschlagadern angewendet.

Doch dieser Eingriff sollte wirklich nur dann erfolgen, wenn der Zug bereits abgefahren ist. Daher gilt, die beste Therapie gegen Herzkreislauferkrankungen/Arteriosklerose ist und bleibt die "Prävention".

So kann vorgebeugt werden

Ein jeder kann etwas dafür tun, dass seine Blutgefäße jung und gesund bleiben, dazu gehört eine ausgewogene und gesunde Ernährung mit ausreichend Gemüse und Obst, Fisch und (Bio)Fleisch.

Des Weiteren sollte beachtet werden, das Rauchen, Übergewicht und Stress die Arteriosklerose fördern. Viel Bewegung und Sport sind hilfreich vorzubeugen und den Körper gesund und fit zu halten. Wer viel Stress um die Ohren hat, sollte versuchen diesen abzubauen.

Außerdem: Meiden oder (stark) reduzieren Sie (Industrie) Zucker in jeder nur erdenklicher Form.

Reduzieren Sie auch Ihren Anteil an Kohlenhydrate und ersetzen Sie Getreideprodukte und Co durch reichlich Gemüse und Blattsalat. Mehr Infos darüber finden Sie in meinem Buch: Die Ketogene Diät: Essen (fast) ohne Kohlenhydrate

Bluthochdruck – Hypertonie

Bei Bluthochdruck handelt es sich um eine Erkrankung des Gefäßsystems, bei dem die Blutdruckwerte stetig zu hoch sind. Die Ärzte sprechen von der Hypertonie oder der arteriellen Hypertonie. Bei 90% der Erkrankten kann der Bluthochdruck nicht auf eine organische Ursache zurückgeführt werden. Wenn das der Fall ist, spricht man von einer essenziellen Hypertonie oder primären Hypertonie.

Organische Erkrankungen sind bei ca. 10% die Ursache für Bluthochdruck, wie beispielsweise eine Verengung der Nierenarterien. Hier spricht der Arzt dann von einer sekundären Hypertonie einer nicht essenziellen Hypertonie. Wenn das der Fall ist, dann sollte zuerst die Ursache behandelt werden, da bei den meisten Betroffenen dabei der Blutdruck wieder auf einen normalen Wert sinkt.

Ab wann ist der Blutdruck zu hoch?

Unter Bluthochdruck leidet man, wenn bei verschiedenen Messungen an unterschiedlichen Tagen Werte auftreten von 140 zu 90 mmHg oder höher. Diese Grenze bezieht sich allerdings auf eine Messung in der Sprechstunde, die am Oberarm vorgenommen wird. Wer die Messung zu Hause durchführt, für den gilt eine Obergrenze von 135 zu 85 mmHg. Der

Grund für diese verschiedenen Werte ist, dass der Mensch in der Sprechstunde innerlich angespannt ist und sich somit höhere Werte ergeben als zu Hause in der gewohnten Umgebung.

Hinweis: Für die Diagnose Bluthochdruck müssen nicht beide Werte überschritten werden bei der Messung, sondern man spricht auch von Bluthochdruck, wenn nur ein Grenzwert überschritten ist.

Bluthochdruck – es ist eine schleichende Gefahr

Durch den Bluthochdruck erhöht sich der Druck in den Gefäßen und das erhöht die Gefahr von Schlaganfall, Herzinfarkt und andere Gefäßkrankheiten. Bluthochdruck muss behandelt werden, damit der Druck gesenkt wird und so Folgeschäden verhindert werden können. Doch ein großes Problem ist, das die Hypertonie kaum Beschwerden mit sich bringt, was zur Folge hat das die Erkrankung lange Zeit unerkannt und damit auch unbehandelt bleibt. Während dieser Zeit steigt der Druck dann immer weiter, wobei ein zu hoher Druck im Kreislauf Tag für Tag auf die Dauer das Herz belasten und schädigen kann.

Des Weiteren verengen sich durch den Bluthochdruck auch die Gefäße und beginnen zu verkalken (Arteriosklerose). Eine weitere Folge von der Hypertonie ist auch, dass die natürliche Gefäßalterung wesentlich früher einsetzt und auch stärker fortschreitet, was dann die Durchblutung verschlechtert.

Dementsprechend ist Bluthochdruck auch bei Schlaganfällen ein führender Risikofaktor, neben der Diabetes und dem Rauchen. Selbst Stoffwechselstörungen sind eine maßgebliche Ursache für einen Herzinfarkt sowie einer Herzschwäche. Wenn Bluthochdruck bereits einmal zu einer dieser Krankheiten geführt hat, dann ist das Risiko für eine vorzeitige Pflegebedürftigkeit, Invalidität oder sogar Tod sehr hoch.

Was viele vielleicht nicht wissen, dass auch Nieren- und Augenerkrankungen eine Folge von Bluthochdruck sein können. In dieser Folge kann auch zu Nierenversagen und Sehbehinderungen kommen und im schlimmsten Fall sogar zur völligen Erblindung.

Die Symptome

Wer unter Bluthochdruck leidet, wird es zuerst gar nicht merken, doch dann stellen sich im Laufe der Zeit zunächst einmal „nur" Allgemeinschmerzen ein, wie beispielsweise Kopfschmerzen, Schwindel, Schlafstörungen, Herzklopfen oder -stolpern, Kurzatmigkeit unter Belastung oder Nervosität. Es kann weitere Krankheitszeichen geben, die dann abhängig sind von möglichen Gefäß- und Organschäden.

Wichtig! Wenn plötzlich Sehstörungen, Doppelbilder, Lähmungen oder ein Taubheitsgefühl auf einer Seite des Körpers auftritt, im Gesicht oder im Arm oder Bein sowie plötzliche Kopfschmerzen, dann kann das ein Warnzeichen sein oder sogar bereits ein Symptom von einem Schlaganfall. Dann unverzüglich einen Arzt aufsuchen.

Die Therapie um den Bluthochdruck zu senken

Eine Therapie ist die präventive „Universale Arznei". Bei dieser handelt es sich um eine gesunde Lebensweise. Bei dieser kommt es vor allem auf eine ausgewogene gesunde Ernährung an, welche den Stoffwechsel nicht belastet in Verbindung mit regelmäßiger Bewegung. Ein Übriges dazu ist wenig Stress, maßvoller oder besser überhaupt kein Alkoholkonsum sowie nicht rauchen. Wer das beachtet, kann seinen Blutdruck im „grünen Bereich" halten und das ist die beste Voraussetzung dafür, das Herz und Kreislauf gesund bleiben.

Auch hier gelten die gleichen Maßnahmen wie bereits im Vorgängerkapitel erwähnt, seinen (Haushaltszucker) Zuckerkonsum stark einzuschränken bzw. komplett aus seiner persönlichen Lebensmittel-Liste zu streichen.

Darmerkrankungen

Eine Darmerkrankung ist oft die Folge einer ungesunden Ernährung, Medikamenten-Einnahme, diverse Toxinen, psychischen Belastungen und durch zu viel Zucker. Im ersten Schritt findet eine Fehlbesiedlung der Darmflora statt, welche dann im weiteren Verlauf die Darmfunktion stört.

Der Darm ist die Wurzel der Gesundheit

Jedem ist bekannt, das der Darm reagiert mit übel riechendem Stuhl, Durchfall, Verstopfung oder auch mit dem Reizdarmsyndrom, wenn er qualitativ schlechte oder zu große Mengen Nahrung zugeführt bekommt. Viele Menschen sind mittlerweile davon betroffen und langsam aber stetig mutieren die Darmprobleme zu einer chronischen Volkskrankheit.

Besonders auf psychische Belastungen reagiert der Magen-Darm-Trakt schneller als jedes andere Organ und lässt sich dann aus dem Gleichgewicht bringen. Vor allem liegt das auch daran, dass dieser Bereich auch eine Art Gefühlszentrum darstellt und darum wirken sich Stress, Leistungsdruck, Trauer, Angst etc. negativ auf den Darm aus. Wenn der Darm zu stark belastet wird, dann reagiert er sofort mit Verdauungsstörungen und man erkrankt.

Sie kennen bestimmt auch den Spruch „Schmetterlinge im Bauch" oder „Das geht gut, das sagt mein Bauchgefühl zu mir". Im eigentlichen Sinne auch richtig so, denn unsere Intuition sitzt im Bauch, da hier sehr viele Nervenstränge vom Darm – dem zentralen Steuerorgan – bis ins Gehirn führen, das heißt, dass unser Gehirn vom Darm informiert wird, wobei der Darm sich vom Gehirn nicht wirklich viel vorschreiben lässt. Das wird an bestimmten Situationen deutlich wie beispielsweise Angst oder Ärger, wenn sich der Darm dann mit Durchfall meldet und man ihn aber nicht stoppen kann.

80% unseres Immunsystems ist im Darm zu Hause

Der wichtigste Teil unseres Immunsystems befindet sich im Darm, wobei die Darmoberfläche über eine Gesamtfläche von ca. 400 qm verfügt und damit 200 mal mehr Umfang hat als die Oberfläche unseres Körpers. Mit allen Dingen, die in unseren Organismus gelangen wie Nahrung, Medikamente, psychische Belastungen, Gifte etc. wird der Darm konfrontiert und somit stellt er die größte Kontaktzone zur Außenwelt dar.

Im Darm befinden sich mehr Mikroorganismen als Zellen im Körper, wovon ca. 500 verschiedene Bakterienarten bekannt sind, die an den inneren Schleimhäuten zu Billionen nisten. Dieses Vorkommen wird als Darmflora bezeichnet, ist der Darm gesund dann leben sie in einer Symbiose. Allerdings ist das nur möglich, wenn alle Mikroorganismen die sich im Darm befinden in einem ausgewogenen Verhältnis miteinander bestehen. Dann sprechen wir von einer ausgeglichenen Darmflora.

Wird die Symbiose – Gemeinschaft – kurzfristig belastet oder gestört, dann ist der Darm in der Lage alles schnell wieder in das Gleichgewicht zu bringen. Doch wenn die schädlichen Einflüsse länger anhalten oder sehr massiv ausfallen, dann wird die Darmschleimhaut geschädigt und es kommt zu einer Veränderung des Darmmilieus. Das hat dann zur Folge das sich schädliche Keime ausbreiten und die nützlichen Mikroorganismen beseitigen. Dann spricht der Fachmann von Dysbiose oder Dysbakterie.

Die Dysbakterie

Eine Störung der Darmflora bzw. zu einer Dysbakterie kann es kommen, durch falsche Medikamente, aggressive Medikamente wie beispielsweise eine Strahlen- oder Chemotherapie, aber auch durch Medikamente wie Kortison oder Antibiotika sowie andere negative Einflüsse.

Die ersten Anzeichen, dass die Darmflora gestört ist, sind: Aufstoßen, Flatulenzen (Winde), Darmkrämpfe, Koliken, Blähungen sowie übel riechender Stuhlgang. Wenn man als Betroffener nicht gleich richtig reagiert, dann kann es zu einer schweren Darmerkrankung kommen wie beispielsweise: Zöliakie, Morbus Crohn, Colitis Ulcerosa oder sogar zu Darmkrebs.

Die Gesundheitsuhr steht bei einer Darmerkrankung stets auf fünf vor zwölf! Daher ist es sinnvoll, das man sobald sich eine Störung des Darms bemerkbar macht, als Erstes seine Ernährung überprüft, die Darmflora wieder aufbaut und sogar im Idealfall eine Darmsanierung vornimmt oder zumindest eine Darmreinigung.

Hinweis: In Verbindung mit einer optimalen Besiedlung der Darmschleimhaut sorgt ein gereinigter Darm für ein intaktes Darmsystem und das ist eine sehr wichtige Voraussetzung dafür, das die eigene Gesundheit erhalten bleibt bzw. diese wieder hergestellt wird.

Zucker ruiniert die Darmflora

Übliche Zivilisationskost (viel Zucker) schafft es binnen Wochen, eine intakte und gesunde Darmflora fast vollständig zu ruinieren. Alkohol, Rauchen und Medikamente (Sucht) tun ihr übriges.

Die meiste Unverträglichkeit, die den menschlichen Darm schädigen, sind die Folgen von einem zu viel an Kohlenhydraten. Aber der Reihe nach…

Der Milchzucker:

Milch ist in letzter Zeit zu einem umstrittenen Lebensmittel geworden. Die Anzahl der Fachbücher wie auch wissenschaftliche Ergebnisse gegen Milch häufen sich. Auch diverse Internetseiten wie z.B. www.milchlos.de befassen sich kritisch in Bezug auf den Verzehr von Milchprodukten. Ausgebildete Ernährungsberater wie auch die Medien schwören nach wie vor auf das tägliche Glas Milch. In den sogenannten Zivilisationsländern gilt sie als Grundnahrungsmittel, denn: „Milch ist gesund." Ist dem wirklich so?

Wie Getreide, so ist auch die Verwendung von Milch anderer Tiere als Nahrungsmittel erst ca. 10.000 Jahre alt. Der Verzehr von Milch war erst dann möglich, als der Mensch anfing, gewisse Tiere zu domestizieren (d.h., zu zähmen bzw. zu zügeln). Der Mensch kam zwei Millionen Jahre ohne Milch aus und die Milchindustrie macht fleißig Werbung, dass die Milch unverzichtbar sei. Dennoch leidet die Mehrheit der Menschen auf dieser Welt an einer Unverträglichkeit der Milch gegenüber. Nicht selten klagen Menschen nach einem Glas Milch über Beschwerden wie Magenschmerzen, Krämpfe und Blähungen. Woher kommt das? Ganz einfach: Schuld ist der Milchzucker in der Milch.

Laktose

Laktose ist der Milchzucker in der Milch, der einem Säugling als Kohlehydratquelle dient. Während der Stillzeit wird daher im Körper das Enzym Laktase gebildet. Laktase spaltet die Laktose in ihre zwei Bestandteile auf. in Glukose und in Galaktose. Jetzt können die aufgespaltenen Moleküle über den Dünndarm aufgenommen werden. Die Produktion von Laktase wird nach dem Stillen eingestellt. Das heißt, nach der Stillzeit war der damalige Steinzeitmensch laktoseintolerant, was größtenteils auch auf den heutigen Menschen zutrifft. Trinkt man dennoch ein Glas Milch, passiert Folgendes: Dadurch, dass Laktase fehlt, kann der Milchzucker in der Milch nicht mehr aufgespalten werden. Jetzt gelangt der Milchzucker in den Dickdarm, wo er dann von den Darmbakterien zersetzt wird. Als Nebenprodukt entstehen Gase und kurzkettige Fettsäuren, welche dann für die Verdauungsbeschwerden verantwortlich sind.

Wer eine Laktoseintoleranz hat, sollte um Milch einen großen Bogen machen. Es gibt zwar im Handel mittlerweile laktosefreie Milch, die aber aufgrund der Art und Weise ihrer Verarbeitung (Pasteurisierung, Homogenisierung) nicht zu empfehlen ist. Bedingt durch ihren Reifeprozess, enthalten Milchprodukte wie Quark, Joghurt und Käse verhältnismäßig wenig Laktose, weshalb einige Menschen diese Produkte besser vertragen.

Kleiner Exkurs: Alternative zur Kuhmilch

Milch von Ziegen und Schafen:

Eine Alternative zur Kuhmilch ist die Milch von Ziegen bzw. die Milch von Schafen. Ziegenmilch ist nicht allergie-auslösend, weil der Gehalt an schwer verdaulichem Kasein sehr niedrig ist. Auch sorgt die Struktur der Aminosäuren in dieser Milch für eine gute Verdaubarkeit. Ziegen- bzw. Schafsmilch hat einen hohen Gehalt an Vitaminen und

Mineralstoffen; dieser liegt um ein Vielfaches höher als bei der Kuhmilch. Durch artgerechte Haltung der Schafe mit Weidegang enthält Bio-Schafsmilch besonders viele wertvolle Omega-3-Fettsäuren.

Mandelmilch:

Mandelmilch kann dort eingesetzt werden, wo man sonst Kuhmilch verwendete. Sie ist eine feine und sättigende Zwischenmahlzeit. Man kann sie fertig im Naturladen kaufen oder selbst herstellen.

Rezept:

1-2 Handvoll Mandeln
0,5 l Wasser
5-12 entsteinte Datteln (zum Süßen)

Geben Sie alles in einen Mixer und geben Sie anschließend die fertige Flüssigkeit durch ein Sieb. Die Menge ist je nach persönlichem Geschmack variierbar.

In Bezug auf Mandelmilch lohnt es sich, im Internet nähere Informationen einzuholen. Um Antinährstoffe wie die Phytinsäure zu umgehen, wäre es ratsam, die Mandeln über Nacht einweichen zu lassen.

Kokosmilch:

Auf die Kokosmilch kann die asiatische Küche nicht verzichten. Alternativ und Laktosefrei kann man diese aber auch als Milchersatz nehmen. Kokosmilch in Bioqualität gibt es mittlerweile im Internet oder in fast jedem Naturkostladen zu kaufen.

Fruchtzuckerintoleranz schädigt den Darm:

Bei erhöhtem Verzehr von isoliertem Fruchtzucker/Fruktose (enthalten in Obstsäften, Honig, Back- und Süßwaren) können Beschwerden wie Blähungen, Durchfall und Bauchschmerzen auftreten. Das kommt daher, dass die Kapazität des Transportsystems, das den Nahrungsfruchtzucker aus dem Dünndarm in den Körper transportiert, begrenzt ist. Die Grenzen liegen bei etwa 25 g je Portion bzw. 60 g je Tagesportion. Hinzu kommt, dass über 30 % der Bevölkerung unter Fruktosemalabsorption, sprich an einer Unverträglichkeit von Fruchtzucker leiden, die obendrein als solche oftmals nicht erkannt wird. Dabei ist die Fruktose-Aufnahmekapazität im Dünndarm deutlich eingeschränkt.

Des Weiteren begünstigt eine hohe Fruktoseverzehrsmenge die Gewichtszunahme. Die Triglyceridwerte des Blutes werden negativ beeinflusst und die Harnsäurewerte können ansteigen. Ein hoher Fruktoseverzehr wird mit der Entstehung des metabolischen Syndroms und, damit einhergehend, mit Bluthochdruck, Fettstoffwechselstörungen und verminderter Insulinempfindlichkeit in Verbindung gebracht.

Tipp:

Genießen Sie Obst immer als Ganzes. Sollten Sie dennoch Obstsaft pur trinken wollen, dann verdünnen Sie diesen mit Wasser und genießen das Glas als Schorle. Ansonsten: Meiden Sie pure Obstsäfte und machen Sie um Entsaftermaschinen einen großen Bogen. Obst sollte man immer als Ganzes genießen und nicht nur als Saft. Saft alleine enthält isolierten Fruchtzucker und wird im Körper aufgrund der fehlenden Bestandteile wie den Ballaststoffen komplett anders verstoffwechselt.

Diabetes

Die Ursachen und Gegenmittel

Übergewicht, die Vorliebe für Fast Food & Co sowie eine andere kohlenhydratreiche Ernährung (vor allem Zucker) und Bewegungsmangel sind die drei Faktoren, welche uns die Freifahrtkarte geben, um an Diabetes Typ 2 zu erkranken. Das bedeutet im Umkehrsatz, dass wenn man über ein Normalgewicht verfügt, sich körperlich betätigt und sich auch gesund ernährt, Diabetes Typ 2 heilen kann, sofern die Erkrankung rechtzeitig festgestellt wurde. Die Typ 1 Diabetes hingegen ist ein wahrer Schicksalsschlag, denn wenn sie einmal ausgebrochen ist, ist diese Erkrankung sehr immun gegen Einflüsse von außen. Jedoch kann auch hier eine gesunde Lebensweise hilfreich sein, um den Organismus zu stärken, damit das Risiko an Folgeschäden sinkt.

Durst, starker Harndrang und trockene Haut sind Anzeichen für Diabetes, doch sie kann sich auch durch ganz andere Symptome bemerkbar machen. Bei Diabetes handelt es sich um die am weitesten verbreitete Krankheit auf der ganzen Welt. Laut der WHO (Weltgesundheitsorganisation) leiden rund 350 Millionen Menschen weltweit unter dieser Stoffwechselerkrankung. In Deutschland soll laut Schätzungen ca. 7 Millionen Erkrankte geben, wobei die Dunkelziffer bedeutend höher liegen dürfte, da viele

Menschen mit dieser Krankheit leben und nichts von ihr wissen. Die Stoffwechselkrankheit Diabetes entsteht nicht von heute auf morgen, sondern sie beginnt sehr schleichend und man verspürt zuerst auch keinerlei akuten Beschwerden.

Die verschiedenen Diabetesformen

Diabetes ist eine Bezeichnung, hinter der sich gleich mehrere verschiedene Formen verbergen. Nur eines haben sie gemeinsam: Es liegt eine Störung des Stoffwechsels vor und das hat eine Erhöhung des Blutzuckerspiegels zur Folge.

Diabetes Typ 2:

Sie ist die häufigste Diabetesform. Bei dieser Form reagieren die Körperzellen immer unempfindlicher auf das Insulin, das die Aufgabe hat, die Glukose aus dem Blut in die Zellen zu schleusen, wo es dann für die Energiegewinnung genutzt wird. Die Folge ist, dass der Blutzuckerspiegel steigt. Hier sind vor allem Übergewicht, genetische Veranlagung und Bewegungsmangel die Risikofaktoren, warum ein Mensch daran erkrankt. In der Regel sind zumeist ältere Menschen von der Diabetesform Typ 2 betroffen, doch auch immer mehr junge Menschen erkranken an dieser Stoffwechselerkrankung.

Diabetes Typ 1:

Hierbei handelt es sich um die zweithäufigste Form der Diabetes. Typ 1 Diabetes ist keine Stoffwechselerkrankung, sondern eine Autoimmunkrankheit. Hier werden die Inselzellen, welche für die Herstellung von Insulin zuständig sind in der Bauchspeicheldrüse durch das eigene Immunsystem zerstört.

Damit der erhöhte Blutzuckerspiegel behandelt werden kann, muss der Betroffene regelmäßig und sein Leben lang Insulin spritzen. In der Regel tritt diese Autoimmunkrankheit im Teenager-Alter auf oder im jungen Erwachsenenalter.

Symptome, die auf Diabetes hinweisen.

•   Häufiges Wasserlassen: Hier versucht der Körper aufgrund der Diabetes, den Zucker, der vermehrt im Blut vorhanden ist, über den Urin aus dem Körper zu schaffen. Daher verspüren Betroffene auch wesentlich häufiger das Bedürfnis, zu urinieren. Dabei kann es ich um ein Anzeichen handeln, das der Betroffene an Diabetes erkrankt ist.

•   Starker Durst: Der verstärkte Harndrang kann einen Wassermangel im Körper zur Folge haben und das ist der Grund, warum Betroffene dann wesentlich mehr trinken.

• Juckende und trockene Haut: Selbst trockene Haut kann ein Anzeichen dafür sein, dass man unter Diabetes leidet. Auch die trockene oder juckende Haut ist ein Anzeichen dafür, dass der Körper verstärkt mithilfe des Urins Zucker ausscheidet und somit viel Flüssigkeit verliert.

• Müdigkeit: Aufgrund eines erhöhten Blutzuckerspiegels fühlen sich die Betroffenen oftmals müde, antriebslos und schlapp.

• Gewichtsreduktion: Es kann in einigen Fällen zu einem Gewichtsverlust kommen, wenn man von Diabetes betroffen ist. Dieser Gewichtsverlust ist auf den hohen Flüssigkeitsverlust zurückzuführen. Ein anderer Grund des Gewichtsverlustes, der jedoch nur bei der Diabetes Form 1 vorkommt, ist, dass die Zellen den eigenen Energiebedarf nicht mehr ausreichend abdecken können aufgrund der schlechteren Blutzuckerverwertung. Dann greift der Körper auf die Fettreserven zu und der Betroffene beginnt abzunehmen.

• Schlechte Wundheilung: Wer unter Diabetes leidet, der verfügt über ein geschwächtes Immunsystem. Dieses und auch die schlechtere Durchblutung der Haut führen dazu, dass die Wunden langsamer verheilen.

• Anfälliger für Infektionen: Aufgrund dessen, dass

der erhöhte Blutzuckerspiegel das Immunsystem belastet, sind Diabetiker weitaus anfälliger für die verschiedensten Infektionskrankheiten, wie beispielsweise Harnwegsinfektionen, Fußpilz oder grippale Infekte sowie Erkältungen. Auch Parodontitis tritt häufig bei den Betroffenen auf.

• Acetongeruch im Atem: Nur bei dem Typ 1 Diabetes kann man Aceton im Atem bemerken, welcher ein wenig an überreifes Obst erinnert. Wenn in die Zellen nicht genügend Zucker gelangt, dann baut der Körper die Fettzellen ab. Bei diesem Prozess entsteht Aceton. Wird dieser Geruch wahrgenommen, dann ist das ein Zeichen für einen starken Insulinmangel, der entweder in eine Ketoazidose führen kann oder im schlimmsten Fall sogar in ein diabetisches Koma.

Im Gegenteil zu Diabetes Typ 1 verursacht der Typ 2 oftmals überhaupt keine Symptome. Sehen wir einmal von dem Acetongeruch in dem Atem ab, der nur bei Typ 1 Auftritt, können alle anderen Symptome auch mit Diabetes Typ 2 in Verbindung gebracht werden. In den meisten Fällen macht sich Diabetes durch die typischen Symptome bemerkbar, wie gesteigerter Durst, Harndrang, Müdigkeit und oftmals können auch vermehrt Infektionen auftreten.

Wenn ca. 80% der Inselzellen zerstört sind in der Bauchspeicheldrüse, dann treten in der Regel diese Symptome auf. Oftmals sucht der Betroffene aufgrund seines vermehrten Durstes sowie des starken Harndrangs einen Arzt auf. Zu diesem Zeitpunkt stellt der Mediziner dann Diabetes fest.

Aufgrund dessen das nur wenige Symptome auf eine Diabetes Typ 2 Erkrankung deuten, wird dieser Typ Diabetes oftmals nur „zufällig" entdeckt, beispielsweise wenn sich der Betroffene zur Behandlung in ein Krankenhaus begeben muss aufgrund einer anderen Erkrankung. Nur ca. 30 bis 50 Prozent der an Diabetes Typ 2 Erkrankten entwickeln die typischen Warnhinweise, wobei es dann oftmals schon zu spät ist und ein diabetischer Folgeschaden bereits vorliegt, wenn die Erkrankung diagnostiziert wird.

Diagnose: Diabetes

Wird Diabetes diagnostiziert, dann bringt das stets einen Wandel im Leben mit sich für den Betroffenen. Derjenige, der an dem Typ 1 erkrankt ist, muss vom ersten Tag an Insulin spritzen, während der, der an Typ 2 leidet, sich zumindest an einen neuen Lebensstil gewöhnen muss, in den er viel Bewegung und gesunde Ernährung einbauen muss. Die Diagnose ist auf jeden Fall stets eine Chance, denn so ist es möglich, wenn entsprechend vorgegangen wird, dass der Stoffwechsel sich verbessert und die Symptome sich deutlich verringern und man somit mehr Lebensqualität erhält.

Hauterkrankungen

Sie ist unser größtes Organ – die Haut und sie hat sehr viele und vor allem wichtige Aufgaben zu erfüllen. Daher ist es immer besser, die Hautpflege naturbelassen und schadstofffrei vorzunehmen, denn so trägt man selbst dazu bei, dass sie erhalten bzw. wiederhergestellt werden kann. Kurz gesagt, die Hautgesundheit sollte immer an erster Stelle stehen.

Erkrankt die Haut, dann kann das ein Symptom oder auch eine Begleiterscheinung sein für andere Krankheiten, doch auch die Haut selbst kann krank werden. Die Ursachen dafür können sein, Infektionen, psychische Belastungen, vererbte Krankheiten, Kontakt mit Chemikalien, eine übermäßige und falsche Hautpflege sowie Umwelteinflüsse und vieles andere mehr. Daher können auch die Symptome ganz unterschiedlich ausfallen.

Die bekanntesten Symptome sind sicherlich die sogenannten Quaddeln, doch die Haut kann sich auch bemerkbar machen durch Risse, Schuppen, Flecken, Ekzeme, Knötchen, Geschwulste oder Rötungen. Einige von diesen Symptomen sind durchaus harmlos, doch andere wiederum sollten sehr ernst genommen werden, da sie ein Anzeichen sein können dafür, dass eine ernsthafte Erkrankung vorliegt, wie beispielsweise Schuppenflechte, Rosazea oder auch Neurodermitis. Alle drei sind nicht vollständig heilbar und der Betroffene ist dadurch sehr stark in seinem Leben beeinträchtigt. Zu den harmlosen Hauterkrankungen zählen beispielsweise der Sonnenbrand, die Akne oder auch Warzen. Ebenfalls zählt man zu den Hauterkrankungen Haarausfall oder Nagelpilz sowie andere Erkrankungen der Haare und Nägel.

Wie kann man den Hautproblemen vorbeugen oder aber diese beheben?

In den letzten Jahren hat die Zahl derjenigen, die an Hauterkrankungen leiden drastisch zugenommen und immer häufiger leiden die Betroffenen unter Pusteln, Abszessen, Neurodermitis, Schuppenflechte (Psoriasis) oder Ekzemen. Bereits Babys werden teilweise mit einer kranken Haut geboren.

Die Haut ist das größte Organ und hat eine Fläche von ca. 2 qm und verfügt über ein Gewicht von 10 – 12 kg. Sie erfüllt vielfältige Aufgaben, so beinhaltet sie beispielsweise den Tastsinn sowie das Wärme-, Kälte- und Schmerzempfinden. Des Weiteren bietet sie unserem Körper auch Schutz vor den widrigen und schädigenden Umwelteinflüssen und hilft ihm dabei, das die Schadstoffe wieder heraus geleitet werden.

Wussten Sie, dass das äußere Hautsystem mit dem Schleimhautsystem des Körpers in Verbindung steht und somit einen sehr wesentlichen Teil des Immunsystems darstellt? Dieses wird daher auch als das haut- und schleimhautassoziierte Immunsystem bezeichnet.

Warum wird unsere Haut krank?

In den herkömmlichen Hautpflege-Produkten sind viel chemische Substanzen enthalten, wie Weichmacher, künstliche Duftstoffe, Bindemittel sowie Konservierungs- und Farbstoffe. Durch all diese Inhaltsstoffe wird die Haut um ihren Regulationsmechanismus regelrecht beraubt, welcher ihr von Natur aus gegeben ist. Wenn die äußere Hautschicht durch diese Substanzen dann negativ beeinflusst wird, wird zugleich auch das innere Schleimhautsystem belastet bzw. geschädigt. Das hat dann zur Folge, dass die im Körper enthaltenen Mikroorganismen ebenfalls zu Schaden kommen. Das Ergebnis davon können Hauterkrankungen sein, wie Neurodermitis, Ekzeme und Schuppenflechte. Daher sollte die Hautpflege nicht einfach als etwas „Normales" gesehen werden, sondern die Hautpflege sollte als eine Art Gesundheitspflege vorgenommen werden.

Doch nicht nur die Hautpflege kann der Haut Schaden zufügen, sondern auch die Psyche hat Auswirkungen auf ihr Wohlbefinden oder besser gesagt auf das Hautbild. Bekanntlicherweise ist die Haut das Spiegelbild unserer Seele und so kann man Stress, Depression und anderen psychischen Druck an ihr ablesen.

Die Schadstoffe werden über die Haut aus dem Körper geleitet!

Wenn Nieren und Darm als Ausleitungsorgane überfordert sind, dann reagiert der Körper über die Haut. Die Säuren und Stoffwechselrückstände, die sich im Körper abgelagert haben und nicht mehr von Darm und Nieren nach außen geleitet werden können, werden dann über die Haut ausgeschieden. Befindet sich der Körper im Gleichgewicht und ist somit gesund, dann erfolgt dieser Vorgang ohne Probleme und völlig unbemerkt.

Ist der Organismus jedoch vergiftet oder übersäuert, dann wird diese „Ausleitung" recht unangenehm. Dann beginnt die Haut zu jucken, ist gereizt und auch oftmals sehr trocken. Das ist der Zeitpunkt, wo sich auch Bläschen oder sogar offene, nässende Stellen bilden. Die Folge davon: chronische Hauterkrankungen.

Es ist jedoch ganz, egal wie sich ein Hautproblem zeigt, der Darm ist grundsätzlich beteiligt an Hauterkrankungen wie Ekzemen, Neurodermitis, Akne oder Schuppenflechte. Sehr oft machen sich die Darmprobleme über die Haut bemerkbar und daher geben Hautprobleme stets Auskunft darüber, wie es um die Gesundheit des Darms bestellt ist.

Das verdeutlicht, das nicht nur die Hautpflege wichtig

ist für die Gesundheit der Haut, sondern das auch die Pflege des Darms sehr wichtig ist.

Zucker lässt die Haut altern

Zuviel Zuckerkonsum lässt die Haut vorzeitig altern und einen Menschen älter aussehen, als er in wirklich ist. Forscher der Universität Leiden haben festgestellt, wie viel älter das genau ist. Die Wissenschaftler teilten 569 gesunde Freiwillige in drei unterschiedliche Gruppen auf. Die Grundlage für die Verteilung war die Menge an Zucker, sprich: Glukose, die nach einer Mahlzeit im Blut enthalten war. Des Weiteren wurden 33 Diabetiker untersucht, deren Glukosewerte im Blut noch höher waren.

60 unabhängigen Probanden wurden Fotos der Teilnehmer gezeigt. Sie sollten beurteilen, wie alt eine Person auf dem jeweiligen Bild aussah. Es zeigte sich, dass hohe Glukosewerte dazu führten, dass ein Mensch älter aussah. Die Beurteilung änderte sich auch nicht als andere Faktoren wie das tatsächliche Alter, Rauchen oder gar die in der Sonne verbrachte Zeit berücksichtigt wurden. *Quelle: http://leidenuniv.nl/*

Was Zucker mit dem Gewebe macht:

Zuckermoleküle besitzen die Eigenschaft, gern mit anderen Stoffen in unserem Körper zu reagieren und Verbindungen mit Proteinen und Fetten einzugehen.

Solche Verbindungen bleiben in der Regel langfristig erhalten und beeinträchtigen somit die Struktur der anderen Moleküle. Zuckermoleküle heften sich somit an Proteinfasern, z. B. Kollagenfasern und lösen Verhärtungen aus.

Dieser Prozess der Verzuckerung schränkt zudem die Regenerationsfähigkeit der Haut drastisch ein, die Verhärtungen zwischen Kollagen- und Elastinfasern führen zu einem Stabilitätsverlust der Stützstruktur und damit zu vorzeitiger Hautalterung.

Hautkrankheiten – die Behandlung / Prävention

Achten Sie bei Ihrer Ernährung darauf Lebensmittel mit einem niedrigen glykämischen Index zu konsumieren und zuckerhaltige Nahrungsmittel, wie Süßigkeiten, nur in Maßen zu genießen.

Zu den Lebensmitteln mit einem hohen glykämischen Index gehören unter anderem Zucker, Schokolade, Weißmehlprodukte, Weißbrot, Bier. Lebensmittel mit einem niedrigen glykämischen Index sind zum Beispiel Gemüse, Blattsalat, Obst. Im Internet finden Sie zahlreiche Tabellen, die Informationen über den glxkämischen Index der einzelnen Lebensmittel liefern.

Des Weiteren…

…eine Verwendung einer sehr naturbelassenen und schadstofffreien Hautpflege ist um so dringlicher je schlechter das Hautbild wird. Die Hautpflege sollte so abgestimmt werden, dass sie tief auf den Stoffwechsel sowie auf die Haut einwirkt. Mit einer solchen Hautpflege soll erzielt werden, dass die Grundregulation des Bindegewebes wieder hergestellt wird.

Des Weiteren sollte auch bei jeglicher Erkrankung der Haut zugleich eine Darmsanierung oder zumindest eine Darmreinigung vorgenommen werden. Die natürliche Darmsanierung wird mithilfe einer gesunden und ausgewogenen Ernährung durchgeführt, welche auch dazu beiträgt, die Darmflora wieder stabil aufzubauen. All diese Maßnahmen führen wieder zu einer optimalen Nährstoffaufnahme, welche dann zur Folge hat, dass das Gleichgewicht von Darm und Haut wieder spürbar entlastet wird.

Krebs

Krebs ist ein Begriff, der die verschiedensten Erkrankungen umschreibt, bei denen gesundes Gewebe von „entarteten Zellen" die sich unkontrolliert vermehren zerstört wird. Wird Krebs frühzeitig erkannt, dann ist eine Heilung oftmals in vielen Fällen möglich. Aufgrund dessen ist es besonders wichtig, das man stetig auf Veränderungen der Haut und des Körpers achtet und sollten Zweifel bestehen einen Arzt aufsucht. Viele Menschen bereitet das Wort Krebs trotz des medizinischen Fortschritts regelrecht Angst.

Wachstum, Reifung, Teilung und letztendlich das Absterben der gesunden Zellen läuft ganz geregelt ab. Doch diesen Regelmechanismus haben die Krebszellen verloren und so teilen sie sich immer weiter und bilden letztendlich ein Geschwulst. Die malignen (bösartigen) Krebszellen dringen dabei in das Gewebe ein und dort vermehren sie sich und zerstören dabei Schritt für Schritt das gesunde Gewebe.

Häufig wird auch das Wort „Tumor" genutzt, um eine „Krebsgeschwulst" zu bezeichnen. „Tumor" bedeutet soviel wie „Schwellung" oder „Verhärtung", jedoch ist hier anzumerken, dass die Mediziner auch Schwellungen als Tumor bezeichnen, welche nicht mit Krebs in Verbindung gebracht werden können.

So wird beispielsweise auch eine Verhärtung, die durch eine Entzündung oder einen Erguss entstanden, ist als Tumor bezeichnet. Das bedeutend folglich, das, wenn von einem Tumor gesprochen wird, nicht gleich zwangsläufig Krebs gemeint ist, sondern ein Tumor kann auch gutartig (benigne) sein.

Beispielsweise Muttermale, Fettgeschwulste, Gefäßgeschwulste und Muskelzellgeschwulste sind gutartige Tumore. Sie streuen im Gegensatz zu den bösartigen Tumoren keine Zellen in das benachbarte gesunde Gewebe und auch nicht in die Blutbahn oder das Lymphgefäßsystem.

Die bösartigen Krebserkrankungen werden von den Medizinern nach ganz bestimmten Kriterien unterschieden: an welcher Stelle die feste Geschwulst auftritt, das sind die soliden Tumore, oder ob sie in dem Blut- und Lymphsystem vorhanden sind, das sind die malignen Systemerkrankungen. Zu Letzteren gehören Leukämie (Blutkrebs) und Lymphdrüsenkrebs. Die soliden Tumore werden in zwei Gruppen aufgeteilt in die Karzinome und die Sarkome.

Die Ursachen

Dass Krebs ausbricht, kann viele Ursachen haben und bis heute sind diese, die letztendlich dazu führen, dass der Mensch an Krebs erkrankt nicht vollständig geklärt. Allerdings sind schon einige Risikofaktoren bekannt, welche die Entstehung der bösartigen Geschwulste unterstützen. Darunter gehört auch der Industriezucker...

Krebszellen lieben Zucker

Laut einer längst bekannten Empfehlung der Mehrzahl der Ärzte wie auch lange Zeit der ‚blauen Ratgeber' der Deutschen Krebshilfe sollen Krebspatienten so normal wie möglich essen, sprich: Fette möglichst vermeiden und die meiste Energie überwiegend aus Kohlehydraten aufnehmen. In den letzten Jahren sind Dutzende von wissenschaftlichen Arbeiten erschienen, die diese fettarme Ernährung bei Krebserkrankungen kritisch erscheinen lassen. Krebspatienten profitieren laut neuesten Studien sichtlich von einer fettreichen, Kohlenhydrat reduzierten Ernährung, denn Tumore betreiben einen besonderen Stoffwechsel mit einem hohen Zuckerverbrauch.

Auf Basis des aktuellen Wissensstands stellt das Universitätsklinikum in Würzburg bereits seit 2007 für Krebspatienten eine Ernährung zusammen, die auf viel Fett und Eiweiß und auf wenig Kohlehydraten basiert. Ausgangspunkt war eine Studie mit 16 Krebspatienten. Die Teilnehmer waren allesamt im Endstadium ihrer Erkrankung. Der größte Teil dieser Patienten vertrugen die ketogene Ernährung gut und fühlten sich sehr wohl damit. Aktuell laufen weltweit vier große Studien zu diesem Thema, eine davon an der Frauenklinik der Universität Mannheim.

Der Anthropologe Vilhjámur Stefánsson beobachtete Anfang des 20. Jahrhunderts folgendes: Eskimos erkrankten nicht an Krebs, vorausgesetzt, sie ernährten sich traditionell. Die traditionell lebenden Eskimos gingen viel auf die Jagd, aßen Fleisch aus Robben oder Fisch. Erst als die Eskimos Mitte des 20. Jahrhunderts auf kohlehydratreiche Industrienahrung umstiegen und träger wurden, starben die ersten an Krebs.

Der Tumorbiologe Johannes Coy kennt solche Beobachtungen. Auch der Haushund erkrankt im Gegensatz zum Wolf eher an Krebs. Das rührt daher, das in hoch entwickelten (!) Zivilisationen der Mensch sein Ernährungsverhalten komplett verändert hat, seither isst er viel mehr Kohlehydrate als seine Vorahnen (die Steinzeitmenschen) und füttert somit auch seine Haustiere mit gleicher Nahrung. Zwar sorgt Zucker für einen schnellen Energieschub, aber Zucker schützt auch Krebszellen, deshalb überstehen sie damit oft Strahlen- und Chemotherapien"

Dass Menschen heute an Krebs erkranken, ist Wissenschaftlern zufolge eine Nebenwirkung des veränderten Essverhaltens. Der Stärkeanteil in der Nahrung hat sich massiv verändert und das macht uns anfälliger für Krebs.

Was tun?

Ulrich Strunz, bekannter Fitnesspapst, sieht das folgendermaßen. "Die oft hilflos zurückgelassenen Krebspatienten können endlich selbst etwas tun", sagt er. Strunz verweist in seinem jüngst erschienen Buch "Das neue Anti-Krebs-Programm".

Dr. Strunz auch: Die Eskimos seien ernährungstechnisch große Vorbilder. Viel Fisch, tierische Eiweiße, gute Öle, frisches Obst und Gemüse sowie ausreichend Bewegung und Meditation sei die beste Prävention gegen Krebs.

Wen das Thema interessiert, dem sei hier das Buch „Krebszellen lieben Zucker – Patienten brauchen Fett und Eiweiß" von Prof. Dr. Ulrike Kämmerer empfohlen.

Zahnerkrankungen

Hier handelt es sich zwar vordergründig nur um eine Erkrankung von einem kleinen Teil des Körpers und ist zumeist auch nur eine Frage der Ästhetik, doch hin und wieder können Zahnerkrankungen auch ernsthafte Folgen nach sich ziehen.

So kann beispielsweise eine Zahnerkrankung, welche unbehandelt bleibt, Erkrankungen nach sich ziehen wie beispielsweise Zahnausfall, Herzklappenentzündung sowie Kopfhaltemuskulaturstörungen und vieles mehr. Die bekanntesten Zahnerkrankungen sind Karies (Zahnfäule), die Parodontitis, Parodontose, Gingivitis (Zahnfleischentzündung) und die Zahnnervenentzündung (Pulpitis), wobei Karies die Erkrankung ist, welche am häufigsten auftritt.

Um Zahnerkrankungen vorzubeugen, ist eine gründliche Zahnpflege nötig, da Karies und Paradontose in der Regel aufgrund von fehlender Mundhygiene entstehen und auch durch eine falsche Ernährung. Diese Zahnerkrankungen können einen unangenehmen Mundgeruch zur Folge haben und die Zahnfleischentzündung bringt zumeist Plaque mit sich, also den Zahnbelag. Die Zahnfleischentzündung (Gingivitis) zeigt sich durch geschwollenes Zahnfleisch, welches bei Berührung zu bluten beginnt.

Zucker und Karies

Die Ursachen von Karies

Bei der Entstehung von Karies spielen viele verschiedene Faktoren eine wesentliche Rolle. Generell entsteht Karies nicht von heute auf morgen. Es ist ein Prozess, der Wochen oder gar Monate dauern kann und zu Anfang keinerlei Beschwerden verursacht. Fast jeder hatte schon einmal Karies in seinem Leben und kennt sowohl die dunklen Löcher im Zahn als auch die damit verbundenen Schmerzen beim Zahnarzt. Ein ausgefallener Zahn ist die Folge einer Karieserkrankung im Endstadium. Der Hauptverursacher ist ein Bakterium namens Streptokokkus mutans.

Dieses Bakterium sieht unter dem Mikroskop aus wie ein längliches Stäbchen. Das Bakterium ernährt sich überwiegend von Zucker (Kohlenhydraten). Daraus produziert es dann organische Säuren, die den Zahn letztendlich angreifen, indem sie die in der Zahnhartsubstanz vorhandenen Mineralien herauslösen.

Eine geringe Anzahl dieser Bakterien lebt häufig verborgen in der Mundhöhle, ohne dass sie je einen Schaden anrichten oder die Zähne krank machen. Das Problem entsteht erst dann, wenn die Bakterien sich in der Mundhöhle rapide vermehren. Mit der Vermehrung der Bakterien vermehren sich auch die organischen sauren Stoffwechselprodukte, die dann eine Kettenreaktion auslösen.

Einen nicht unerheblichen Einfluss auf die Vermehrung der Bakterien hat unsere Ernährung. Der Streptococcus mutans verstoffwechselt ausgesprochen gerne Zucker (Kohlenhydrate). Die Diagnose Karies wird in der Zahnmedizin, abhängig davon, welche Zahnschicht befallen ist, in unterschiedliche Stadien eingeteilt.

Diese wären:

Stadium Initialkaries:

In diesem Stadium ist nur der Zahnschmelz, also die äußere Schicht, betroffen.

Stadium Dentinkaries:

Schmelzkaries, Keilförmiger Strukturdefekt. Karies hat die Schmelzschicht angegriffen, ist aber noch nicht in das Dentin (Zahnbein) eingedrungen.

Stadium „Caries media":

Strukturdefekt. Karies ist bis in das Dentin vorgedrungen und breitet sich unter dem Schmelzdefekt flächig aus.

Stadium „Caries profunda":

Tiefer Strukturdefekt. Karies ist durch die Dentinschichten des Zahnes bis in die Pulpa (Zahnmark / laienhaft: Zahnnerv) eingedrungen.

Stadium „Caries profunda complicata":

Karies hat zur Öffnung der Pulpahöhle geführt.

Die einzelnen Stadien im Detail:

Zuallererst wird die oberste Schicht des Zahns, der Zahnschmelz, von den Bakterien geschädigt. Die organischen sauren Stoffwechselprodukte führen dazu, dass wichtige Mineralstoffe aus dem Zahnschmelz herausgelöst werden. Sprich: Der Zahn wird demineralisiert. Dieses Stadium der Erkrankung wird Initialkaries genannt und bildet die eigentliche Vorhut des Angriffs auf den Zahn. Die Demineralisation ist nicht schmerzhaft. Der Zahnarzt kann jedoch, anhand kleiner weißer Flecken im Zahnschmelz, die Vorstufe bereits erkennen.

Wird der betroffene Zahn nicht behandelt, bleiben nach dem Essen Speisereste in genau jenen Abschnitten des Zahns hängen, in denen das Bakterium bereits fleißig den Zahn demineralisiert hat. Die weißen Stellen färben sich dadurch dunkel. Außerdem erhalten die Bakterien dadurch noch mehr Nahrung, da die demineralisierten Stellen schlechter von der Zahnbürste zu erreichen sind. Die Karies erreicht die nächste Schicht unter dem Zahnschmelz, das sogenannte Zahnbein, auch Dentin genannt. Dieses Stadium wird Dentinkaries genannt.

Eine Kariesschädigung im Zahnbein verursacht den typischen pochenden, dumpfen und permanenten Zahnschmerz. Dieser Schmerz kann teilweise bis hoch in den Kopf wandern und Kopfschmerzen verursachen. Da das Zahnbein (Dentin) viel weicher ist als der Zahnschmelz, können hier die Bakterien in sehr kurzer Zeit einen wesentlich größeren Schaden anrichten als am Zahnschmelz. Die Zerstörung des Zahns schreitet damit weiter fort.

Sind mehr als 2/3 des Zahns von Karies befallen, spricht man von Stadium Caries profunda. Mittlerweile ist ein Loch am bzw. im Zahn sichtbar. In diesem Stadium ist der Schmerz meist permanent spürbar. Findet in diesem Stadium vom Zahnarzt keine Behandlung statt, kommt es zur nächsten Stufe: Caries profunda complicata.

Das Loch ist mittlerweile so tief geworden, das es bis in die Höhle des Zahns reicht. Darin verläuft der Zahnnerv, der für die Zahnschmerzen verantwortlich ist. Wenn die Bakterien so tief in den Zahn eingedrungen sind, dann schädigen sie auch diese Strukturen.

Wenn der Zahnnerv komplett zerstört wird, lassen die Schmerzen auf einmal nach und können teilweise ganz verschwinden. Dies ist auf keinen Fall ein Grund zur Freude. Vielmehr ist es ein Signal des Körpers, dass der Zahnnerv des Zahns komplett zerstört ist und dass der Zahn jetzt ausfallen könnte. Gelangen die Bakterien bis zur Blutversorgung des Zahns, zu den Arterien und Venen, können sie in den regulären Blutkreislauf gelangen und weitere Komplikationen verursachen. Bakterien im Blut können zu einer Blutvergiftung führen, bis hin zu schwere Herzerkrankungen (Endokarditis / Herzmuskelentzündung).

Was tun? (Auf dem Punkt gebracht)

Natürlich spielt hier eine gründliche Zahnhygiene eine wichtige Rolle und sollte nicht vernachlässigt werden. Dennoch, um den Bakterien die Nahrung zu entziehen, sollten Sie den Zucker Konsum stark einschränken.

ADHS bei Kindern

ADHS das Aufmerksamkeitsdefizit-Hyperaktivitäts-syndrom ist eine Erkrankung, die häufig bei Kindern und Jugendlichen vorkommt.

Bei ADHS handelt es sich um eine psychiatrische Erkrankung und wird diese nicht festgestellt oder es wird falsch mit ihr umgegangen, dann kann das ernsthafte Folgen für den Betroffenen haben. Daher ist es wichtig, das Kinder und Jugendliche, die unter ADHS leiden, über ihre „Krankheit" bescheid wissen, darüber lernen und somit ein begründetes Verständnis dafür entwickeln.

Doch was ist ADHS überhaupt genau? Kinder die betroffen sind, leiden unter einer krankhaften Störung ihrer Aufmerksamkeit sowie an einer motorischen Unruhe. Ganz charakteristisch sind folgende Symptome:

• Hyperaktivität (übermäßiger Bewegungsdrang – kann kaum oder gar nicht still sitzen)

• Unaufmerksamkeit (die Konzentrationsfähigkeit ist gestört)

• Impulsivität (es wird unüberlegt gehandelt)

Jedes einzelne Symptom kann ganz unterschiedlich

ausgeprägt sein und zudem müssen nicht alle drei Symptome zusammen auftreten. So vielfältig sich ADHS ausprägt, genauso vielfältig sind die Bezeichnungen für die Erkrankung. So wird ADHS im Volksmund auch als „Zappelphilliip-Syndrom" bezeichnet. ADHS ist nur ein Oberbegriff und so muss der Betroffene noch nicht mal hyperaktiv sein, sondern kann nur an Aufmerksamkeitsstörungen leiden.

Jedoch muss nicht gleich jedes Kind, das hyperaktiv, unaufmerksam oder impulsiv ist an ADHS leiden. Wer sich nicht sicher ist, der kann sein Kind bei einem Arzt auf die Erkrankung testen lassen, wobei gilt, dass mindestens sechs Monate die Auffälligkeiten vorliegen und das in den verschiedensten Lebensbereichen, wie Schule, Freizeit und Familie. Erst dann kann von ADHS die Sprache sein. Bleibt ADHS unerkannt und somit unbehandelt, kann das ernsthafte Folgen nach sich ziehen für das Kind bzw. den Jugendlichen und sein gesamtes Umfeld wie beispielsweise Familienprobleme, Schulversagen oder sogar erhöhte Suchtgefahr.

Bei der Behandlung von ADHS stützen sich die Mediziner auf verschiedene Säulen, die alle individuell kombiniert werden, nachdem die Betroffenen aufgeklärt wurden. In die Behandlung fließen sowohl eine Verhaltenstherapie für das Kind ein sowie auch ein Elterntraining.

Zucker und ADHS

ADHS entsteht sicher nicht nur aufgrund eines einzigen Aspektes, sondern ist - wie so oft - ein multifaktorielles Geschehen. Dennoch, eine wichtige und nicht zu unterschätzte Rolle kann die Ernährung spielen. Es gibt Studien, die positive wie auch negative Effekte bestimmter Nahrungsmittelinhaltsstoffe belegen.

Fakt ist, dass Kinder und Jugendliche immer mehr Fertiggerichten, Zuckergetränke (Softdrinks, Energy Drinks usw.) und Fast Food konsumieren und das dies mit einer immer häufigeren Verhaltensauffälligkeiten einhergehen.

Inwieweit der Zucker einen Einfluss auf die Verhaltensauffälligkeiten bei ADHS hat, ist schwer einschätzbar, weil ADHS, wie bereits erwähnt, aus vielen (kleineren) Faktoren bestehen kann. Dennoch sollte man den Zuckerkonsum bei Kindern und deren Auswirkungen nicht unterschätzen.

Ein Lehrer einer US-amerikanischen Schule bemerkte, dass die Schüler nach der Umstellung der Frühstücks- und Mittagsverpflegung von Fast Food auf gesunde, natürliche Kost deutliche Besserungen in ihrem Verhalten zeigten.

Während die Schüler vor der Umstellung durch mangelndes Benehmen, Aggressivität und andere Probleme auffielen, waren die Schüler nun wesentlich aufmerksamer, arbeiteten besser mit und konnten sich über einen längeren Zeitraum hinweg besser konzentrieren.

Quelle:http://www.ncbi.nlm.nih.gov/pubmed/19409364

Obwohl zahlreiche Eltern von einer Zunahme der Hyperaktivität infolge hoher Zuckermengen berichteten, konnten wissenschaftliche Untersuchungen diesen Zusammenhang bislang nicht bestätigen.

Allerdings weisen Studien zum Teil bestimmte Mängel auf. So wurden teilweise Kinder in die Versuchsgruppe miteinbezogen, die laut deren Eltern zwar empfindlich auf Zucker reagierten, jedoch kein ADHS hatten. In anderen Studien waren teilweise die Teilnehmerzahlen viel zu gering um ein konkretes Ergebnis herleiten zu können, oder es wurden Zuckerdosen verabreicht, die weit unter der normalen Zuckeraufnahme von Kindern lagen.

Quelle: http://www.ncbi.nlm.nih.gov/pubmed/12737097

Auch wenn es bis dato keine Studie einen Zusammenhang zwischen ADHS und Zucker belegt, sollte der Zuckerkonsum bei Jugendlichen nicht außer Acht gelassen werden.

Pilzerkrankung durch Zucker

Unser Körper ist von Natur aus von Pilzen besiedelt und das bedeutet, dass sie nicht immer unangenehm in Erscheinung treten. Doch wenn Pilze dann Beschwerden mit sich bringen oder uns sogar krank machen, dann hat damit unser Immunsystem zu tun. Pilzen sprießen jedoch auch aufgrund von bestimmten Medikamenten oder einer schlechten Ernährungsgewohnheit wie beispielsweise zu viel Zucker im Magen-Darm-Trakt.

Wenn ein Mensch kerngesund ist, dann hat er in der Regel keine Probleme mit Pilzen, doch sobald das Immunsystem geschwächt ist, dann ist es möglich das sie überhandnehmen. Ganz besonders sind Menschen, welche unter chronischen Krankheiten wie beispielsweise Diabetes leiden oder unter schweren Infektionskrankheiten, betroffen. Selbst bei Klinikpatienten, welche ein Immunsyppressiva erhalten, besteht ein erhöhtes Risiko. Doch auch die ungesunde Ernährung sollte nicht unterschätzt werden, welche die Ausbreitung von Candida Albicans (Pilzerkrankung durch Zucker) begünstigt.

Wir kandieren langsam von innen, da sind sich die Experten sicher und das aufgrund des übermäßigen Konsums von Zucker, der in Form von Fruchtsäften, Süßigkeiten und Softdrinks in unseren Körper gelangt. Über diesen übermäßigen Zuckerkonsum freut sich die Candida Albicans und besonders drastisch bemerkt man das, wenn man Breitbandantibiotika einnimmt. Beispielsweise wenn eine Pilzkultur in einem Labor angelegt werden soll, wird dafür Glukose genutzt und blockiert gleichzeitig die Bakterien indem ein Antibiotika zugegeben wird. Genau wie auf der Petrischale im Labor reagieren die Pilze im Darmtrakt – sie sprießen großflächig.

Was kann man tun?

Der erste und wichtigste Schritt ist, den Magen sowie den Darm gesund zu halten und wenn das auf einen kleinen Nenner gebracht werden soll, dann bedeutet das: Auf Zucker und Weißmehlprodukte verzichten! Dafür auf viel Vollkorn und Gemüse setzen. Das Verblüffende ist, das sich in Gemüse und Gewürzen viele natürliche Antipilzmittel befinden sowie antibakterielle Substanzen. Der Grund auch die Pflanzen müssen sich vor Pilzbefall schützen! Diese Stoffe nehmen wir als aromatisch oder auch würzig wahr, wie beispielsweise in der Zwiebel.

Leidet man unter einer Pilzerkrankung, dann muss man nicht in Panik ausbrechen, denn bereits mit einer einfachen Umstellung der Ernährung kann man seinem Körper helfen, selbst gegen den Pilzbefall anzukämpfen. Eine medikamentöse Behandlung wird oftmals in Form von Tabletten, Salben oder Mundspülungen durchgeführt, welche die Substanz Nystatin enthalten. Zudem gibt es auch andere Therapien, die als systemische Therapien bezeichnet werden. Hier wird mit Medikamenten gearbeitet, die im gesamten Körper wirken, wobei man hier mit Nebenwirkungen rechnen muss.

Teil 3

Das 7 Schritte Programm

Sie gehören zu den Personen die bei Zucker bzw. süßen einfach nicht NEIN sagen können? Sie naschen heimlich und/oder versuchen Ihren Zuckerkonsum zu vertuschen? Sie leiden unter Stimmungsschwankungen und Selbstvorwürfen, nachdem Sie genascht haben? Gewichtsschwankungen sind vorhanden? Dann wird es Zeit dem Zucker „Adieu" zu sagen und den eigenen Zuckerkonsum wieder unter Kontrolle zu bringen.

Ein 7-Schritte-Programm aus der Zuckersucht

Schritt 1: Die Zuckerfalle aufdecken

Damit Sie sich bewusst werden, wie viel Sie ihrem Körper an Zucker zumuten, ist es unumgänglich das eine Bestandsaufnahme gemacht wird. Schreiben Sie auf, wann Sie was essen oder trinken. In welchen Situationen greifen Sie zu Süßem wie Schokolade, Gummibärchen und Co.? Für diese Bestandsaufnahme eignet sich das Führen eines

Ernährungstagebuches. Darin kann alles ganz genau erfasst werden, was zu sich genommen wird, vom kleinsten Gummibärchen bis hin zum Betthupferl.

Hinweis: Auch wenn Sie nicht viel Süßes essen, kann es durchaus sein, das Sie süchtig nach Zucker sind, denn dieser versteckt sich schließlich auch in den herzhaften Nahrungsmitteln.

Schritt 2: Setzen Sie sich realistische Ziele.

Es bringt absolut nichts, wenn Sie sich sagen „Ab morgen verzichte ich auf Zucker!". Denn es steckt das süße „Gift" in vielen Lebensmitteln und ein rigides Verbot hat nur Frust zur Folge. Daher sollten Sie versuchen, eine gesunde und ausgewogene Ernährung Schritt für Schritt in ihr Leben einzubauen. Beispielsweise können die Cornflakes durch ein Vollkornmüsli ersetzt werden oder die Currywurst mit Pommes durch Salat mit Hähnchenbrust. Es ist ganz wichtig, das Sie jegliche Fertiggerichte, Fast Food und Knabbereien meiden, denn sie enthalten Glutamat und das macht hungrig. Des Weiteren sorgt es gleichzeitig durch den vorhandenen Zucker für einen Insulinüberschuss.

Schritt 3: Gesunde Zucker nutzen.

Die gesunden Zucker helfen, dass der gestörte Stoffwechselprozess wieder in eine Balance kommt und sich das Essverhalten normalisiert. Stillen Sie Ihr verlangen nach Süßen durch natürliche Lebensmitteln wie Süßkartoffeln, (Bio)Honig, Obst (immer als ganzes verzehren) Datteln, Feigen, Zimt usw.

Schritt 4: Neue Lebensmittel

Fett macht fett und Eiweiß schmeckt fad und Grünzeug, darüber will man gar nicht erst sprechen oder gar nachdenken. Wenn Sie einer derjenigen waren, der auf kohlenhydratreiche Kost gesetzt hat, der sollte jetzt eines Besseren belehrt werden. Denn Eiweiß (Protein) und Fett sind Substanzen, welche den Blutzucker- sowie den Insulinspiegel nicht von jetzt auf sofort nach oben schnellen lassen. Somit sorgen sie für ein lang anhaltendes Sättigungsgefühl und des Weiteren wird der Körper auch noch mit den lebenswichtigen essenziellen Fett- und Aminosäuren versorgt. Vitamine, Mineralstoffe, sekundäre Pflanzenstoffe und Ballaststoffe werden dem Körper mit Hilfe von Gemüse und Obst zugeführt.

Schritt 5: Das richtige Obst

Obst ist gesund, keine Frage, doch es enthält auch viel Fruktose. Daher ist es wichtig, dass Sie nach 14 Uhr den Griff nach Obst unterlassen. Bis zu diesem Zeitpunkt können Sie beispielsweise 100 Gramm fruktosearmes Obst essen, wie Pfirsich, Aprikose, Mandarine, Rhabarber, Ananas, Grapefruit oder 180 Gramm Beeren.

Schritt 6: Leeren Sie Ihren Zuckerspeicher

Wenn es um die Zuckerentwöhnung geht, dann ist

Sport ein Allheilmittel. Daher sollten Sie regelmäßig Sport treiben, denn so muss der Stoffwechsel sich anpassen. Mit der Zeit lernt er gezielt und sparsam auf die Fette zuzugreifen die als Energieträger dienen. Somit wird er unabhängig von dem Energielieferanten und Suchmittel Zucker. Zwei- bis dreimal die Woche 30 bis 40 Minuten joggen, radeln oder schwimmen oder sonstiges sind durchaus dafür ausreichend.

Nachwort

Das Fazit ist, Zucker ist kein harmloses Genussmittel mehr und gilt bereits ähnlich wie Zucker und Alkohol als gesundheitsgefährdender Stoff, welcher sogar zur Abhängigkeit führen kann und/oder die verschiedensten Krankheiten wie Diabetes, Herz-Kreislauf-Beschwerden oder Krebs mit sich bringen kann. Eine Zuckerentwöhnung ist nicht einfach und kann unter Umständen Monate dauern, doch dann kann man sich über einen normalen Stoffwechsel freuen.

Sie müssen auf nichts kulinarisches Verzichten, sondern nur wieder Kontrolle über sich und Ihr Essverhalten erlangen. Dafür müssen Sie nur auf die gesunden Zucker zugreifen, welche den Körper ebenso mit der lebenswichtigen Energie versorgen, jedoch den Stoffwechsel nicht negativ beeinflussen.

Jetzt sind Sie dran! Sagen Sie Adieu zum ungesunden Zucker und freuen sich über einen gesunden Körper ganz ohne Zucker!

Ich wünsche Ihnen alles Gute und viel Gesundheit…

Ihr
Michael Iatroudakis

Bonuskapitel: Zuckeralternative "Xylit"

In Bezug auf Zucker-Alternativen habe ich mich in diesem eBook / Buch bewusst zurückgehalten. Die Begründung ist einfach. Aus meiner Sicht, sollte in der Umstellung der eigenen Essgewohnheiten, das Reduzieren von "Süß" im Vordergrund stehen und nicht die Suche nach einer Ersatzdroge ;-), nach dem Motto: "Vom Regen in die Traufe".

Wenn von Ihrer Seite aus dennoch Interesse besteht, dann sollten Sie auf jeden Fall Googlen…Stichwörter hierbei wären: Stevia, Xylit usw.

In diesem Extra-Bonuskapitel, möchte Ich Ihnen "Xylit" vorstellen. Was Xylit ist und was es kann, lesen Sie hier…

Was ist Xylit?

Name: Xylitol

- D-Xylitol
- D-Xylit
- (2S,4R)-Pentan-1,2,3,4,5-pentol

Summenformel:

$C_5H_{12}O_5$ CAS-Nummer 87-99-0 PubChem 6912

Kurzbeschreibung:

Farblose, süß schmeckende Kristalle
Eigenschaften:
Molare Masse: 152,15 g•mol−1
Aggregatzustand: Fest
Dichte: 1,52 g•cm−3
Schmelzpunkt: 94 °C
Siedepunkt: 216 °C
Löslichkeit: Leicht löslich in Wasser & Pyridin,
wenig in Alkohol
(Quelle: Wikipedia)

Nein, das geht auch anders…

Also, was ist nun Xylit?

Xylit, auch bekannt unter dem Namen „Xylitol", ist
ein Zuckeraustauschstoff und gehört in die gleiche
Kategorie wie Sorbit, Mannit, Isomalt, Maltit und
Maltitol.

Zuckeraustauschstoffe sind süß schmeckende
Kohlenhydrate, die den Vorteil haben, dass sie einen
geringeren Einfluss auf den Blutzuckerspiegel haben
als der industriell gefertigte, raffinierte
Haushaltszucker. Das kommt daher, dass Zuckeraustauschstoffe Insulinunabhängig verstoffwechselt
werden. Daher werden sie auch häufig in der Dia-
betikerernährung verwendet. In der Lebensmittelin-

dustrie werden Zuckeraustauschstoffe gerne auch eingesetzt, um Lebens-mittel zu süßen und um die Feuchtigkeit in Lebensmitteln zu halten.

Zuckeraustauschstoffe sind nicht zu verwechseln mit Süß-stoffen. Diese werden synthetisch hergestellt, besitzen gegenüber den Zuckeraustauschstoffen einen viel höheren Süßungsgrad und haben so gut wie keine Kalorien. Synthetisch hergestellte Süßstoffe stehen außerdem in der Kritik, Gesundheitsschädlich zu sein. Bekannte Süßstoffe sind As-partam oder Saccharin.

Die Süßkraft von Zuckeraustauschstoffen ist ähnlich jener des Haushaltszuckers, aber niedriger als bei Süßstoffen. Ihr Energiegehalt liegt mit 2,4 kcal/g (10 kJ/g) unter dem des herkömmlichen Haushaltszuckers und ist weit höher als bei Süßstoffen.

Woraus besteht Xylit?

Generell werden Zuckeraustauschstoffe überwiegend aus Früchten und Gemüse gewonnen. Xylit bzw. Xylitol befindet sich als natürlicher Zuckeralkohol in vielen Gemüsesorten (Blumenkohl, Mais) und Obstsorten (Erdbeeren, Himbeeren, Pflaumen), sowie in der Holzrinde bestimmter Bäume (Birke) wieder. Der darin enthaltene Anteil macht jedoch weniger als 1% aus, so dass man nur durch den Verzehr von Erdbeeren leider keine Anti-kariogene (Zahnkaries hemmende, der Zahnkariesentstehung entgegenwirkende) Wirkung erzielen kann.

Industriell wird Xylitol durch chemische Veränderung von Xylanen (Holzgummi) über den Holzzucker Xylose gewonnen. Die industrielle Herstellung ist sehr aufwändig, was Xylit im direkten Vergleich mit dem Haushaltzucker teurer macht. Viele Hersteller benutzen nach wie vor noch Holz (Birke) als Ausgangsstoff, während die Herstellung von Xylit durch Mais in letzter Zeit zugenommen hat. Die Qualität muss hierbei nicht unbedingt schlechter sein, so-lange die Verarbeitung korrekt abläuft. Ein wichtiger Punkt: In Deutschland ist ausschließlich die Einfuhr von reinem Xylit erlaubt.

Xylit im menschlichen Körper

Unser Körper stellt selbst Xylitol her. Das geschieht während des Kohlenhydratabbaus in der Leber. Bei gesundem Stoffwechsel werden täglich bis zu 15 Gramm Xylitol in der Leber hergestellt. Der Abbau von Xylit erfolgt dann über den Dickdarm, und über den Urin wird das Abbauprodukt dann ausgeschieden.

Die Geschichte von Xylit

Die Entdeckung von Xylitol geht auf den deutschen Chemiker und Nobelpreisträger Emil Fischer zurück.

Dieser entdeckte den Zuckeraustauschstoff vor über 100 Jahren.

Aber erst viel später sollte das Xylitol in Finnland die volle Aufmerksamkeit erhalten. Der Grund: Während des Zweiten Weltkriegs litt das Land unter einem akuten Zucker-mangel. Da das Land über keine eigenen Ressourcen zur Zuckergewinnung verfügte, suchten die Finnen nach einer günstigen Alternative. Finnische Wissenschaftler entwickelten aus der Not heraus eine Möglichkeit, aus der Rinde der Birke einen Art Zuckerersatz herzustellen. Das Ergebnis: „Xylit". Durch diese Maßnahmen konnte die Finnische Bevölkerung statt mit Zucker künftig mit dem Ersatzstoff versorgt werden.

Seither ist in den skandinavischen Ländern Xylit weit verbreitet, weil seine besonderen Eigenschaften sehr bald bekannt wurden. Bis in die 60er Jahre wurde Xylit in Deutschland, der Schweiz, Japan und der Sowjetunion bevorzugt als Süßstoff für diabetische Nahrungsmittel und als Energielieferant eingesetzt. Seit dem produzieren viele Länder, darunter auch China, Xylitol für ihren Eigenbedarf im eigenen Land- mit außergewöhnlich positiven Auswirkungen.

Dennoch führt Xylit in Deutschland nach wie vor ein Schattendasein. Selbst in den Vereinigten Staaten ist Xylit relativ unbekannt, weil der billige Rohrzucker das teurere Xylit wirtschaftlich weniger attraktiv für die amerikanischen Unternehmer macht.

Auszug aus dem Buch: Xylit: Das süße Wunder-mittel / Michael Iatroudakis

Quellen

http://de.wikipedia.org/wiki/Zucker

http://news.doccheck.com/de/26472/zucker-die-letzte-legale-droge/

http://www.planet-wissen.de/alltag_gesundheit/essen/zucker/

http://news.doccheck.com/de/26472/zucker-die-letzte-legale-droge/

http://www.zuckerverbaende.de/index.php

http://www.ernaehrungsquatsch.de/zucker-in-lebensmitteln/

http://news.doccheck.com/de/26472/zucker-die-letzte-legale-droge/

http://www.tagesspiegel.de/wissen/gesunde-ernaehrung-die-unwahre-geschichte-von-der-droge-zucker/9236672.html

http://ajcn.nutrition.org/content/early/2010/01/13/ajcn.2009.27725.abstracthttp://www.nutritionjrnl.com/article/S0899-9007(11)00314-5/abstract

http://die-nahrung.de/zucker-ist-suess-aber-gefaehrlich/

http://www.n-tv.de/wissen/Wenn-die-Krebszelle-verhungert-article10059306.html

http://www.fet-ev.eu/ernaehrungsmedizin/143-ernaehrungstherapie-adhs

http://www.central.de/online/portal/ceninternet/content/139788/149790

http://www.apotheken-umschau.de/

http://www.netdoktor.de/krankheiten/bluthochdruck/

http://www.hochdruckliga.de/bluthochdruck.html

http://www.apotheken-umschau.de/Bluthochdruck/Bluthochdruck-Hypertonie-Ursachen-und-Risikofaktoren-18900_2.html

http://www.diabetes-ratgeber.net/Diabetes/Symptome-Anzeichen-fuer-einen-Diabetes-222631.html

http://www.bmj.com/content/346/bmj.e7800

http://www.curado.de/Hauterkrankungen-12909/

http://www.paradisi.de/Health_und_Ernaehrung/Er
krankungen_Zahnerkrankungen/

https://www.mehr-vom-tag.de/

Interessante Quellen:

http://www.br.de/fernsehen/bayerisches-fernse
en/sendungen/gesundheit/themenuebersicht/ernaeh
rung/zucker-kalorien-gesundheit-gefaehrlich100.html

http://www.n24.de/n24/Nachrichten/Verbraucher/
d/4191490/wie-schlecht-ist-zucker-wirklich-.html

http://www.gesund-heilfasten.de/diaet/blog/warum-
wir-mehr-essen-als-wir-sollten/

http://www.jameda.de/krankheiten-
lexikon/bakterielle-hauterkrankungen/

http://www.welt.de/themen/krebs/

http://www.zahnerkrankungen.info/

http://www.stern.de/gesundheit/kinderkrankheiten/
erkrankungen/adhs-und-ads-wenn-kinder-nicht-zur-
ruhe-kommen-632738.html

http://www.fid-gesundheitswissen.de/darmpilze-
haende-weg-von-anti-pilz-diaeten-
20070815/102909152/

http://www.zuckersuchtprogramm.de/html/einfuhru
ng.html

Über den Autor

Lizenzierter Fitnesstrainer und -Lehrer, zertifizierter MovNat-Trainer, Ausbildung zum Heilpraktiker, Ernährungsberater. Befasst sich seit über 15 Jahren mit alternativen Heilmethoden und Energiearbeit.

Bereits erschienen (Bücher / eBooks):

Die Matrix-Diät:„Abnehmen m. Körper, Geist & Seele"

Der Smoothie-Guide:…ein unterhaltsamer Ratgeber

Xylit:„Das süße Wundermittel"

Der Paleo-Lifestyle: Steinzeitfitness im 21. Jahrhundert

Der Matcha Tee: Das grüne Wunder aus Japan

Das Kokosöl: Das Geheimnis äußerer Schönheit, stabiler Gesundheit und grenzenloser Energie

Die Steinzeit-Diät: In 28 Tagen zum Wohlfühlgewicht

Die Smoothie-Diät: Gesund und lecker abnehmen mit selbstgemachten Smoothies

Kolloidales Silber: Das natürliche Antibiotikum für Mensch, Tier und Pflanze

Moringa Baum: Mehr Gesundheit, mehr Energie und jünger aussehen mit dem Wunderbaum

Die Zistrose: Das Wunderkind unter den Heilpflanzen

Omega 3: Die wiederentdeckte Fettsäure gegen Herz-Kreislauferkrankungen…

4 SuperFoods: Matcha-Tee, Kokosöl, Moringa-Baum, Zistrose (Sammelband 1)

Vitamin D: Das Superhormon gegen Herz-Kreislauferkrankungen, Krebs, Depressionen, Grippe und mehr…

Projekt Diät: Artgerecht zum Wohlfühlgewicht / Sammeband

Wasser: Das Lebenselixier für Gesundheit, Vitalität und Wohlbefinden

Vitamin K: Das vergessene Vitamin

Der Vitamin D & K Faktor: Der Rundumschutz für chronische Erkrankungen

4 Super-Foods: Vitamin D, Wasser, Gerstengrassaft, Omega 3 (Sammelband 2)

Die Steinzeiternährung / Paleo 30: Das 30 Tage Programm für Anfänger

Krafttraining: Kraft ist die bessere Medizin / Krafttraining für Anfänger

Die Löffel-Liste: Dinge die Sie tun sollten bevor Sie ablöffeln

Therapie Sport: Die unterschätzte Heilkraft der Bewegung

Smoothie Guide Kompakt: Wie Eltern es schaffen, dass ihre Kinder Obst und Gemüse essen

Intermittierendes Fasten: Mehr Energie, mehr Gesundheit durch Kurzeit-Fasten

Der Detox-Plan: Gesundheit, Lebensenergie und jünger aussehen durch natürliche Entgiftung

Super Detox: Mehr Lebensenergie durch Fasten und Entgiftung (Sammelband)

Weitere Neuerscheinungen siehe unter:

www.my-kindle-ebooks.de

Homepage:

www.smoothie-guide.de

www.xylit-xylitol.com

www.der-paleo-lifestyle.de

Ich gebe Ihnen eine Garantie

Mir ist es sehr wichtig, dass Sie aus diesem eBook / Buch den größtmöglichen Nutzen ziehen. Sollten Sie dennoch enttäuscht sein und Sie keinerlei Nutzen verzeichnen könnten, dann schreiben Sie mir eine E-Mail und ich erstatte Ihnen ohne Wenn und Aber den Kaufpreis zurück.

In dieser Hinsicht vertraue ich Ihnen als ehrlichem Menschen.

Bitte um ein Feedback

Eine persönliche Bitte:

Sollte irgendetwas in diesem eBook / Buch nicht stimmen.

Sollte eine Behauptung nicht richtig sein.

Haben Sie einen Abschnitt/ein Kapitel nicht verstanden?

Haben Sie sich über einen Satz/einen Abschnitt aufgeregt?

Habe ich Sie in irgendeinem Satz beleidigt?

Habe ich irgendwo undeutliche Formulierungen benutzt?

Und ergänzend alles andere…

Dann nehmen Sie mit mir Kontakt auf:

info@my-kindle-ebooks.de

Dieser Weg ist mir lieber, als wenn der Leser dieses eBook / Buch mit negativen Gefühlen beschließt.

Berichten Sie mir Ihre persönlichen Erfahrungen mit Zucker, ich würde mich über Ihr Feedback freuen…

Rechtliches

Der Autor übernimmt keine juristische Verantwortung und keinerlei Haftung für Schäden, die aus der Benutzung dieses E-Books / Buch entstehen. Außerdem ist der Autor nicht verpflichtet, Folge- oder mittelbare Schäden zu ersetzen. Gewerbliche Kennzeichen- und Schutzrechte bleiben von diesem Titel unberührt.

Das Werk ist einschließlich aller Teile urheberrechtlich geschützt. Das vorliegende Werk dient nur dem privaten Gebrauch. Alle Rechte, auch die der Übersetzung, des Nachdrucks und der Vervielfältigung dieses Titels oder von Teilen daraus, verbleiben beim Autor.

Ohne die schriftliche Einwilligung des Autors darf kein Teil dieses Dokumentes in irgendeiner Form oder auf irgendeine elektronische oder mechanische Weise für irgendeinen Zweck vervielfältigt werden.

Haftungsausschluss/Disclaimer

Der Besuch unserer Seiten kann nicht den Arzt ersetzen. Suchen Sie bei unklaren oder heftigen Beschwerden unbedingt einen Arzt auf! Die Informationen auf unseren Seiten sind vom Autor und Verlag sorgfältig recherchiert und zusammengestellt worden.

Dennoch kann keine Garantie übernommen werden. Die hier dargestellten Informationen dienen nicht Diagnosezwecken oder als Therapieempfehlung. Eine Haftung des Autors und Verlages für Personen-, Sach- und Vermögensschäden durch die Gesundheitstipps und Rezepte auf unseren Seiten wird ausgeschlossen.

Herausgeber:

Michael Iatroudakis
Drewitzer Str. 1
14478 Potsdam
Tel. 0160-12 444 15
Email: info@my-kindle-ebooks.de

www.ingramcontent.com/pod-product-compliance
Lightning Source LLC
Chambersburg PA
CBHW050357290526
45786CB00003B/1029